한자능력
검정시험

6급

배영사

한자능력 검정시험 6급

엮은이 편집부
펴낸이 김진남
펴낸곳 배영사

등 록 제2017-000003호
주 소 경기도 고양시 일산서구 구산동 1-1
전 화 031-924-0479
팩 스 031-921-0442
이메일 baeyoungsa3467@naver.com

ISBN 979-11-960665-2-9 (03510)
잘못 만들어진 책은 바꾸어 드립니다.

정가 9,000원

머리말

우리의 문화와 역사는 오랫동안 한자 문화권에서 발달해 왔기 때문에 한자를 모르고는 우리의 문화를 제대로 이해할 수 없는 것이 사실입니다.

그것은 우리가 사용하는 낱말의 많은 부분이 한자어로 이루어졌기 때문입니다. 따라서 한자는 낱말의 뜻을 명확히 밝혀주는 중요한 구실을 합니다.

일상생활이나 교과 학습에서 낱말의 뜻을 정확히 안다는 것은 매우 중요한 일입니다. 한자를 알면 일단 낱말의 뜻을 정확하고 쉽게 파악할 수 있으므로 전반적인 학습에 크게 도움이 됩니다.

이 책은 한자능력검정시험에 응시하고자 하는 분들에게 한자를 보다 쉽고 효율적으로 공부할 수 있도록 급수별로 분리하였고, 한글세대에게 익숙한 가나다순으로 배열하였으며, 각 글자마다 예시 단어를 많이 실어 한자의 활용에 대해 정확하게 이해할 수 있게 하였습니다.

훈음쓰기에서는 새로 습득한 한자를 다시 한 번 익힐 수 있게 하였고, 독음쓰기에서는 예시 단어를 확실히 배우고 넘어가게 하고 연관된 한자를 지루하지 않도록 배열하여 자연적으로 습득이 되도록 하였습니다. 일상생활에서 자주 접하게 되는 사자성어 및 출제 예상 문제를 수록하여 실전에 대비하게 하였습니다.

아무쪼록 이 책으로 공부하시는 독자 여러분에게 커다란 성과가 있기를 기원합니다.

엮은이

1장
배정한자

가	家 집 가	歌 노래 가	角 뿔 각	各 각각 각	間 사이 간	感 느낄 감	江 강 강	强 굳셀 강
開 열 개	京 서울 경	界 경계 계	計 셈할 계	古 옛 고	苦 괴로울 고	高 높을 고	工 장인 공	公 공변될 공
功 공로 공	共 함께 공	空 빌 공	果 열매 과	科 과정 과	光 빛 광	交 사귈 교	校 학교 교	敎 가르칠 교
九 아홉 구	口 입 구	球 공 구	區 구역 구	國 나라 국	軍 군사 군	郡 고을 군	近 가까울 근	根 뿌리 근
今 이제 금	金 쇠 금	急 급할 급	級 차례 급	氣 기운 기	記 기록할 기	旗 깃발 기	나	男 사내 남
南 남녘 남	內 안 내	女 계집 녀	年 해 년	農 농사 농	다	多 많을 다	短 짧을 단	答 대답 답
堂 집 당	大 큰 대	代 대신할 대	待 기다릴 대	對 대답할 대	度 법도 도	道 길 도	圖 그림 도	讀 읽을 독
冬 겨울 동	同 한가지 동	東 동녘 동	洞 마을 동	動 움직일 동	童 아이 동	頭 머리 두	登 오를 등	等 등급 등
라	樂 즐거울 락	來 올 래	力 힘 력	例 법식 례	禮 예절 례	老 늙을 로	路 길 로	綠 푸를 록

六 여섯 륙	里 마을 리	利 이로울 리	李 오얏 리	理 다스릴 리	林 수풀 림	立 설 립	**마**	萬 일만 만
每 매양 매	面 얼굴 면	名 이름 명	命 목숨 명	明 밝을 명	母 어미 모	木 나무 목	目 눈 목	文 글월 문
門 문 문	問 물을 문	聞 들을 문	物 만물 물	米 쌀 미	美 아름다울 미	民 백성 민	**바**	朴 순박할 박
反 되돌릴 반	半 반 반	班 나눌 반	發 쏠 발	方 모 방	放 놓을 방	白 흰 백	百 일백 백	番 차례 번
別 나눌 별	病 병들 병	服 옷 복	本 근본 본	父 아비 부	夫 지아비 부	部 거느릴 부	北 북녘 북	分 나눌 분
不 아니 불	**사**	四 넉 사	死 죽을 사	社 모일 사	使 부릴 사	事 일 사	山 뫼 산	算 셈할 산
三 석 삼	上 위 상	色 빛 색	生 날 생	西 서녘 서	書 글 서	夕 저녁 석	石 돌 석	席 자리 석
先 먼저 선	線 줄 선	雪 눈 설	成 이룰 성	姓 성씨 성	省 살필 성	世 인간 세	小 작을 소	少 적을 소
所 장소 소	消 사라질 소	速 빠를 속	孫 손자 손	水 물 수	手 손 수	數 셈할 수	樹 나무 수	術 기술 술

習 익힐 습	勝 이길 승	市 시가 시	始 처음 시	時 때 시	式 법 식	食 밥 식	植 심을 식	身 몸 신
信 믿을 신	神 귀신 신	新 새 신	失 잃을 실	室 집 실	心 마음 심	十 열 십	아	安 편안할 안
愛 사랑 애	夜 밤 야	野 들 야	弱 약할 약	藥 약 약	洋 바다 양	陽 볕 양	語 말씀 어	言 말씀 언
業 업 업	然 그러할 연	永 길 영	英 꽃부리 영	五 다섯 오	午 낮 오	溫 따뜻할 온	王 임금 왕	外 바깥 외
用 쓸 용	勇 날랠 용	右 오른쪽 우	運 돌 운	園 동산 원	遠 멀 원	月 달 월	由 말미암을 유	有 있을 유
油 기름 유	育 기를 육	銀 은 은	音 소리 음	飮 마실 음	邑 고을 읍	衣 옷 의	意 뜻 의	醫 의원 의
二 두 이	人 사람 인	一 한 일	日 날 일	入 들 입	자	子 아들 자	自 스스로 자	字 글자 자
者 사람 자	作 지을 작	昨 어제 작	長 길 장	章 글 장	場 마당 장	才 재주 재	在 있을 재	全 온전할 전
前 앞 전	電 번개 전	戰 싸울 전	正 바를 정	定 정할 정	庭 뜰 정	弟 아우 제	第 차례 제	題 제목 제

祖 조상 조	朝 아침 조	足 발 족	族 겨레 족	左 왼 좌	主 주인 주	住 집 주	注 물댈 주	晝 낮 주
中 가운데 중	重 무거울 중	地 땅 지	紙 종이 지	直 곧을 직	集 모을 집	**차**	車 수레 차	窓 창문 창
川 내 천	千 일천 천	天 하늘 천	靑 푸를 청	淸 맑을 청	體 몸 체	草 풀 초	寸 마디 촌	村 마을 촌
秋 가을 추	春 봄 춘	出 날 출	親 친할 친	七 일곱 칠	**타**	太 클 태	土 흙 토	通 통할 통
特 특별할 특	**파**	八 여덟 팔	便 편할 편	平 평평할 평	表 겉 표	風 바람 풍	**하**	下 아래 하
夏 여름 하	學 배울 학	漢 한수 한	韓 나라 한	合 합할 합	海 바다 해	行 다닐 행	幸 다행 행	向 향할 향
現 나타날 현	兄 맏 형	形 모양 형	號 부르짖을 호	火 불 화	花 꽃 화	和 화할 화	話 말씀 화	畵 그림 화
活 살 활	黃 누를 황	會 모일 회	孝 효도 효	後 뒤 후	訓 가르칠 훈	休 쉴 휴		

	家口(가구) 家門(가문) 家長(가장) 家庭(가정) 家族(가족) 家訓(가훈)
집 가	家計簿(가계부) 家口主(가구주) 家父長(가부장)
宀(갓머리) 총 10획	家家戶戶(가가호호) 家電製品(가전제품) 家庭敎育(가정교육)

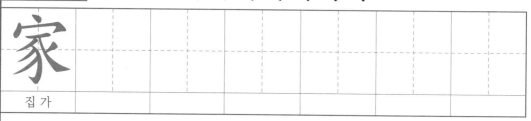

家	
집 가	

歌	歌曲(가곡) 歌劇(가극) 歌舞(가무) 歌手(가수) 歌謠(가요) 歌唱(가창)
	歌舞宴(가무연)
노래 가	高聲放歌(고성방가)
欠(하품 흠) 총 14획	

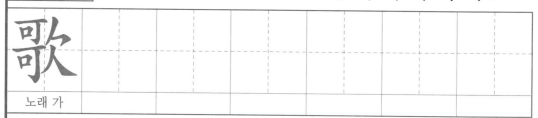

歌	
노래 가	

角	角度(각도) 角膜(각막) 角木(각목) 角材(각재) 角質(각질) 角逐(각축)
	對角線(대각선)
뿔 각	角膜移植(각막이식)
角(뿔 각) 총 7획	角 角 角 角 角 角 角

角	
뿔 각	

各각 각

口(입 구) 총 6획

各界(각계) 各國(각국) 各道(각도) 各論(각론) 各部(각부) 各自(각자)
各地方(각지방)
各個擊破(각개격파) 各個躍進(각개약진) 各樣各色(각양각색)

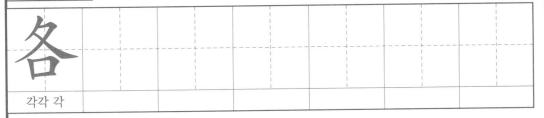

各각 각

間사이 간

門(문 문) 총 12획

間斷(간단) 間選(간선) 間食(간식) 間接(간접) 間紙(간지) 間或(간혹)
間接費(간접비) 間接稅(간접세)
間接選擧(간접선거)

間間間間間間間間間間間間

間사이 간

感느낄 감

心(마음 심) 총 13획

感氣(감기) 感度(감도) 感動(감동) 感服(감복) 感電(감전) 感化(감화)
感光紙(감광지) 感動的(감동적) 感傷的(감상적) 感受性(감수성)
感慨無量(감개무량)

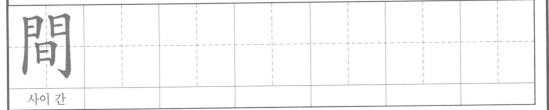

感느낄 감

江	江南(강남) 江邊(강변) 江北(강북) 江山(강산) 江村(강촌) 江湖(강호) 江南北(강남북) 江心水(강심수) 江邊道路(강변도로)
강 강 水(물 수) 총 6획	江江江江江江
江 강 강	

强	强國(강국) 强力(강력) 强者(강자) 强直(강직) 强行(강행) 强化(강화) 强硬策(강경책) 强大國(강대국) 强速球(강속구) 强行軍(강행군) 强制勞動(강제노동) 强制執行(강제집행) 强調週間(강조주간)
굳셀 강 弓(활 궁) 총 12획	强强强强强强强强强强强强
强 굳셀 강	

開	開校(개교) 開發(개발) 開業(개업) 開場(개장) 開學(개학) 開會(개회) 開幕式(개막식) 開放的(개방적) 開所式(개소식) 開天節(개천절) 開放大學(개방대학) 開業廣告(개업광고) 開店休業(개점휴업)
열 개 門(문 문) 총 12획	開開開開開開開開開開開開
開 열 개	

車	車馬費(거마비)
수레 거	車載斗量(거재두량)
車(수레 거) 총 7획	車車車車車車車

車	
수레 거	

京	京畿(경기) 京城(경성) 京仁(경인) 京鄕(경향)
서울 경	京釜線(경부선) 京春線(경춘선)
亠(돼지 해) 총 8획	京京京京京京京京

京	
서울 경	

界	各界(각계)
경계 계	分界線(분계선)
田(밭 전) 총 9획	第三世界(제삼세계)
	界界界界界界界界界

界	
경계 계	

計	計巧(계교) 計略(계략) 計數(계수) 計定(계정) 計策(계책) 計劃(계획)
	計量器(계량기) 計理士(계리사) 計算書(계산서)
셈할 계	家計手票(가계수표)
言(말씀 언) 총 9획	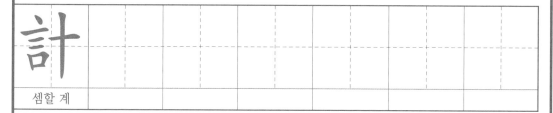

計	
셈할 계	

古	古家(고가) 古宮(고궁) 古今(고금) 古代(고대) 古木(고목) 古物(고물)
	古銅色(고동색) 古文家(고문가)
옛 고	古今天地(고금천지) 古色蒼然(고색창연)
口(입 구) 총 5획	古古古古古

古	
옛 고	

苦	苦樂(고락) 苦生(고생) 苦心(고심) 苦言(고언) 苦學(고학) 苦行(고행)
	苦肉策(고육책)
괴로울 고	惡戰苦鬪(악전고투)
艹(풀 초) 총 9획	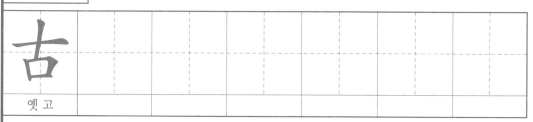

苦	
괴로울 고	

高	高見(고견) 高空(고공) 高級(고급) 高度(고도) 高音(고음) 高地(고지) 高價品(고가품) 高金利(고금리) 高度化(고도화) 高地帶(고지대) 高架道路(고가도로) 高等學校(고등학교) 高速道路(고속도로)
높을 고 高(높을 고) 총 10획	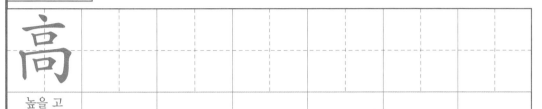
高 높을 고	

工	工高(공고) 工具(공구) 工夫(공부) 工事(공사) 工作(공작) 工場(공장) 工事場(공사장) 工産品(공산품) 工場渡(공장도) 工場長(공장장) 工科大學(공과대학) 工業團地(공업단지)
장인 공 工(장인 공) 총 3획	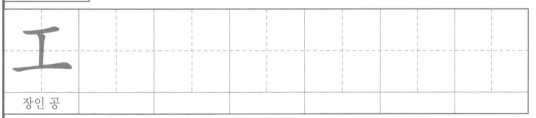
工 장인 공	

公	公開(공개) 公共(공공) 公金(공금) 公明(공명) 公園(공원) 公正(공정) 公文書(공문서) 公信力(공신력) 公有地(공유지) 公休日(공휴일) 公私多忙(공사다망) 公有水面(공유수면) 公正去來(공정거래)
공변될 공 八(여덟 팔) 총 4획	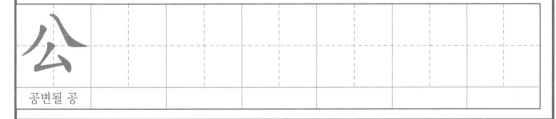
公 공변될 공	

功	功過(공과) 功德(공덕) 功勞(공로) 功名(공명) 功臣(공신) 功勳(공훈) 功名心(공명심) 功致辭(공치사) 論功行賞(논공행상)
공로 공 力(힘 력) 총 5획	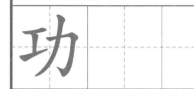

功								
공로 공								

共	共感(공감) 共同(공동) 共犯(공범) 共生(공생) 共用(공용) 共有(공유) 共感帶(공감대) 共産黨(공산당) 共和國(공화국) 共濟組合(공제조합) 共通分母(공통분모)
함께 공 八(여덟 팔) 총 6획	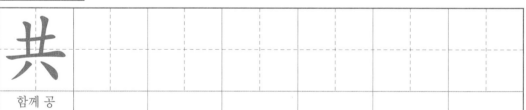

共								
함께 공								

空	空間(공간) 空氣(공기) 空軍(공군) 空洞(공동) 空白(공백) 空中(공중) 空氣銃(공기총) 空洞化(공동화) 空冷式(공랭식) 空中戰(공중전) 空山明月(공산명월) 空中分解(공중분해) 空手來空手去(공수래공수거)
빌 공 穴(구멍 혈) 총 8획	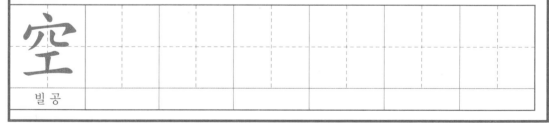

空								
빌 공								

果	果敢(과감) 果斷(과단) 果樹(과수) 果實(과실) 果然(과연) 果汁(과즙) 果樹園(과수원) 果菜類(과채류) 因果應報(인과응보)
열매 과 木(나무 목) 총 8획	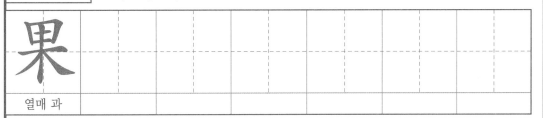

果	
열매 과	

科	科客(과객) 科擧(과거) 科落(과락) 科料(과료) 科目(과목) 科學(과학) 敎科書(교과서) 醫科大學(의과대학)
과정 과 禾(벼 화) 총 9획	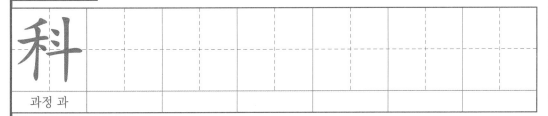

科	
과정 과	

光	光景(광경) 光度(광도) 光明(광명) 光線(광선) 光速(광속) 光學(광학) 光復軍(광복군) 光熱費(광열비) 光電子(광전자) 光合成(광합성) 電光石火(전광석화)
빛 광 儿(어진사람 인) 총 6획	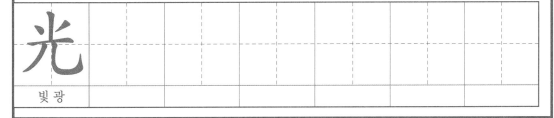

光	
빛 광	

交

사귈 교

一(돼지 해) 총 6획

交感(교감) 交代(교대) 交流(교류) 交信(교신) 交戰(교전) 交通(교통)
交子床(교자상) 交通難(교통난) 交響曲(교향곡)
交通痲痺(교통마비) 交通事故(교통사고) 交歡競技(교환경기)

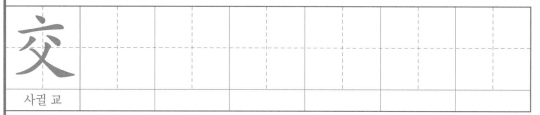

交

사귈 교

校

학교 교

木(나무 목) 총 10획

校歌(교가) 校旗(교기) 校內(교내) 校名(교명) 校門(교문) 校訓(교훈)
校外生(교외생) 校訂本(교정본)
校外敎育(교외교육)

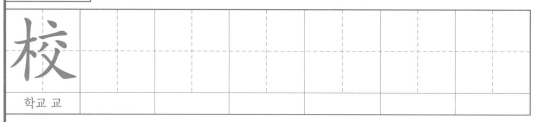

校

학교 교

敎

가르칠 교

攵(등글월 문) 총 11획

敎大(교대) 敎生(교생) 敎室(교실) 敎育(교육) 敎人(교인) 敎主(교주)
敎科書(교과서) 敎務室(교무실) 敎育家(교육가) 敎育學(교육학)
敎務主任(교무주임) 敎育大學(교육대학) 敎育漢字(교육한자)

敎敎敎敎敎敎敎敎敎敎敎

敎

가르칠 교

九	九經(구경) 九氣(구기) 九月(구월) 九日(구일) 九天(구천) 九寸(구촌) 九官鳥(구관조) 九九法(구구법) 九折草(구절초) 九折坂(구절판) 九曲肝腸(구곡간장) 九死一生(구사일생) 九牛一毛(구우일모)
아홉 구 乙(새 을) 총 2획	九九

九							
아홉 구							

口	口訣(구결) 口徑(구경) 口令(구령) 口文(구문) 口味(구미) 口辯(구변) 口頭禪(구두선) 口上書(구상서) 口舌數(구설수) 口語文(구어문) 口腔衛生(구강위생) 口蓋音化(구개음화) 口演童話(구연동화)
입 구 口(입 구) 총 3획	口 口 口

口							
입 구							

球	球技(구기) 球團(구단) 球速(구속) 球審(구심) 球場(구장) 強速球(강속구)
공 구 玉(구슬 옥) 총 11획	球球球球球球球球球球球

球							
공 구							

區 구역 구 匚(감출 혜) 총 11획	區間(구간) 區內(구내) 區民(구민) 區別(구별) 區分(구분) 區域(구역) 大敎區(대교구) 區劃整理(구획정리) 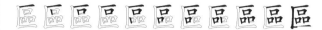

區 구역 구										

國 나라 국 口(큰입 구) 총 11획	國家(국가) 國軍(국군) 國內(국내) 國道(국도) 國立(국립) 國民(국민) 國內外(국내외) 國文學(국문학) 國民性(국민성) 國有林(국유림) 國民敎育(국민교육) 國土防衛(국토방위) 國會議員(국회의원) 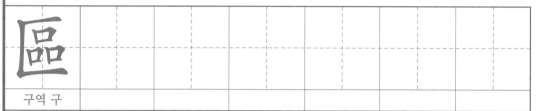

國 나라 국										

軍 군사 군 車(수레 거) 총 9획	軍歌(군가) 軍犬(군견) 軍旗(군기) 軍民(군민) 軍服(군복) 軍人(군인) 軍團長(군단장) 軍糧米(군량미) 軍事力(군사력) 軍用機(군용기) 軍法會議(군법회의) 軍備縮小(군비축소) 軍事大國(군사대국) 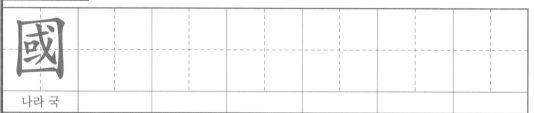

軍 군사 군										

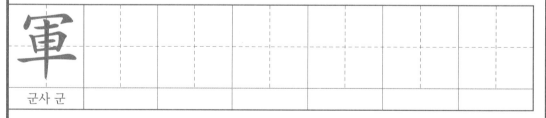

| 郡 | 郡界(군계) 郡內(군내) 郡民(군민) 郡史(군사) 郡守(군수) 郡廳(군청) |
| | 漢四郡(한사군) |

고을 군

邑(고을 읍) 총 10획

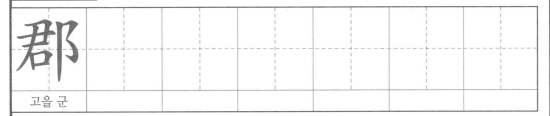

郡						

고을 군

近	近間(근간) 近郊(근교) 近代(근대) 近來(근래) 近方(근방) 近海(근해)
	近距離(근거리) 近代化(근대화) 近似値(근사치) 近視眼(근시안)
	遠交近攻(원교근공)

가까울 근

 (책받침) 총 8획

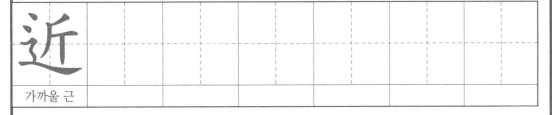

近						

가까울 근

根	根幹(근간) 根據(근거) 根本(근본) 根性(근성) 根源(근원) 根絕(근절)
	根據地(근거지) 根抵當(근저당)
	草根木皮(초근목피)

뿌리 근

木(나무 목) 총 10획

根根根根根根根根根根

根						

뿌리 근

今	今年(금년) 今方(금방) 今世(금세) 今月(금월) 今日(금일) 今週(금주) 今明間(금명간) 今世紀(금세기) 今週內(금주내) 今始初聞(금시초문) 今時發福(금시발복)
이제 금	
人(사람 인) 총 4획	

今									
이제 금									

金	金庫(금고) 金賞(금상) 金色(금색) 金言(금언) 金品(금품) 金貨(금화) 金剛山(금강산) 金文字(금문자) 金曜日(금요일) 金銀銅(금은동) 金科玉條(금과옥조) 金管樂器(금관악기) 金利政策(금리정책)
쇠 금	
金(쇠 금) 총 8획	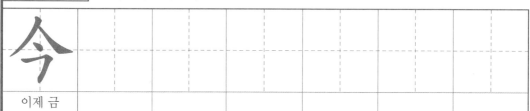

金									
쇠 금									

急	急減(급감) 急激(급격) 急求(급구) 急死(급사) 急速(급속) 急行(급행) 急降下(급강하) 急上昇(급상승) 急停車(급정거) 急回轉(급회전) 急轉直下(급전직하)
급할 급	
心(마음 심) 총 9획	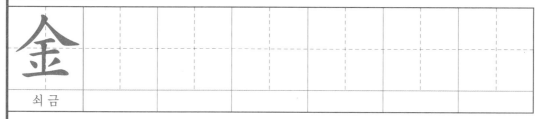

急									
급할 급									

級	級數(급수) 級友(급우) 級訓(급훈) 下級生(하급생) 幾何級數(기하급수)
차례 급	
糸(실 사) 총 10획	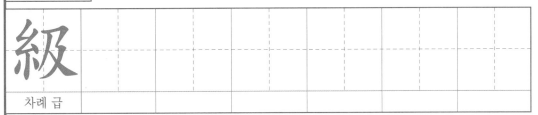

級									
차례 급									

氣	氣道(기도) 氣力(기력) 氣分(기분) 氣色(기색) 氣溫(기온) 氣質(기질) 同氣間(동기간) 無氣力(무기력) 日氣圖(일기도) 不景氣(불경기) 氣骨壯大(기골장대)
기운 기	
气(기운 기) 총 10획	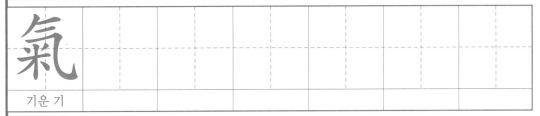

氣									
기운 기									

記	記錄(기록) 記事(기사) 記述(기술) 記入(기입) 記帳(기장) 記號(기호) 記名式(기명식) 記事文(기사문) 記者室(기자실) 記票所(기표소) 記名捺印(기명날인) 記憶喪失(기억상실) 記秒時計(기초시계)
기록할 기	
言(말씀 언) 총 10획	記記記記記記記記記記

記									
기록할 기									

旗	旗手(기수) 旗章(기장) 旗幟(기치) 旗艦(기함) 萬國旗(만국기)
깃발 기 方(모 방) 총 14획	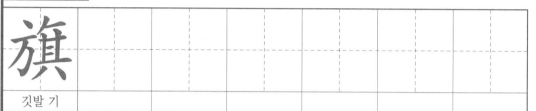

旗	
깃발 기	

男	男女(남녀) 男妹(남매) 男性(남성) 男優(남우) 男子(남자) 男便(남편) 男同生(남동생) 男學校(남학교) 男學生(남학생) 男女老少(남녀노소) 男負女戴(남부여대) 男尊女卑(남존여비)
사내 남 田(밭 전) 7획	男 男 男 男 男 男 男

男	
사내 남	

南	南國(남국) 南方(남방) 南北(남북) 南山(남산) 南下(남하) 南韓(남한) 南大門(남대문) 南半球(남반구) 南北韓(남북한) 南海岸(남해안) 南柯一夢(남가일몽) 南男北女(남남북녀) 南大門入納(남대문입납)
남녘 남 十(열 십) 총 9획	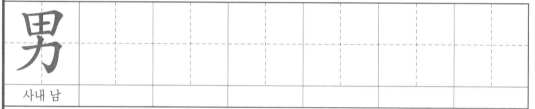

南	
남녘 남	

内	内科(내과) 内面(내면) 内室(내실) 内心(내심) 内外(내외) 内海(내해) 内國人(내국인) 内分泌(내분비) 内野手(내야수) 内認可(내인가) 内憂外患(내우외환) 内柔外剛(내유외강) 内政干涉(내정간섭)
안 내	
入(들 입) 총 4획	内 内 内 内

内	
안 내	

女	女警(여경) 女工(여공) 女軍(여군) 女王(여왕) 女人(여인) 女子(여자) 女同生(여동생) 女先生(여선생) 女丈夫(여장부) 女學校(여학교) 女事務員(여사무원) 女主人公(여주인공) 女必從夫(여필종부)
계집 녀	
女(계집 녀) 총 3획	女 女 女

女	
계집 녀	

年	年間(연간) 年金(연금) 年內(연내) 年來(연래) 年中(연중) 年下(연하) 年頭辭(연두사) 年少者(연소자) 年長者(연장자) 年賀狀(연하장) 年月日時(연월일시)
해 년	
干(방패 간) 총 6획	年 年 年 年 年 年

年	
해 년	

農	農家(농가) 農民(농민) 農事(농사) 農場(농장) 農村(농촌) 農土(농토) 農夫歌(농부가) 農産物(농산물) 農漁民(농어민) 農作物(농작물) 農民文學(농민문학) 農水産物(농수산물)
농사 농 辰(별 진) 총 13획	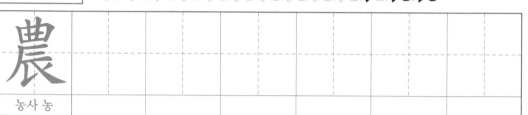

農							
농사 농							

多	多角(다각) 多發(다발) 多分(다분) 多少(다소) 多數(다수) 多作(다작) 多年間(다년간) 多年生(다년생) 多方面(다방면) 多岐亡羊(다기망양) 多多益善(다다익선) 多才多能(다재다능)
많을 다 夕(저녁 석) 총 6획	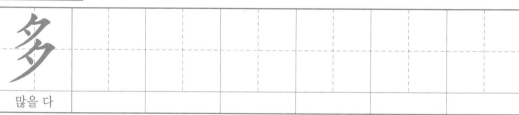

多							
많을 다							

短	短歌(단가) 短劍(단검) 短命(단명) 短信(단신) 短點(단점) 短打(단타) 短距離(단거리) 短時間(단시간) 短時日(단시일) 短縮勞動(단축노동)
짧을 단 矢(화살 시) 총 12획	短短短短短短短短短短短短

短							
짧을 단							

答	答禮(답례) 答訪(답방) 答辯(답변) 答辭(답사) 答信(답신) 答狀(답장)
	答案紙(답안지) 答辯書(답변서) 答申書(답신서)
대답 답	東問西答(동문서답)
竹(대 죽) 총 12획	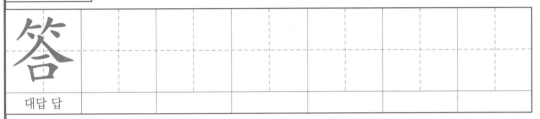

答	
대답 답	

堂	堂內(당내) 堂山(당산) 堂叔(당숙) 堂姪(당질) 堂下(당하)
	堂上官(당상관)
집 당	堂狗風月(당구풍월)
土(흙 토) 총 11획	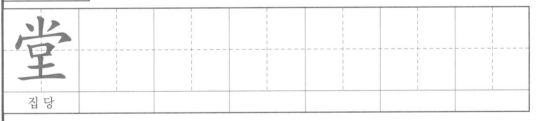

堂	
집 당	

大	大國(대국) 大軍(대군) 大門(대문) 大王(대왕) 大地(대지) 大學(대학)
	大農家(대농가) 大食家(대식가) 大小事(대소사) 大自然(대자연)
큰 대	大驚失色(대경실색) 大同小異(대동소이) 大韓民國(대한민국)
大(큰 대) 총 3획	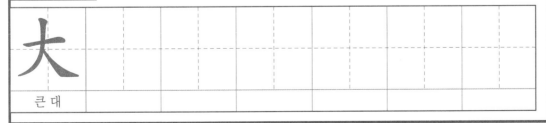

大	
큰 대	

대신할 대

人(사람 인) 총 5획

代價(대가) 代金(대금) 代身(대신) 代用(대용) 代表(대표) 代行(대행)
代理母(대리모) 代辯人(대변인) 代書所(대서소) 代議員(대의원)
代代孫孫(대대손손)

代代代代代

대신할 대

代

대신할 대

待令(대령) 待望(대망) 待遇(대우) 待接(대접) 待避(대피)
待合室(대합실)
顔面薄待(안면박대)

기다릴 대

彳(두인 변) 총 9획

待待待待待待待待待

기다릴 대

待

기다릴 대

對決(대결) 對答(대답) 對等(대등) 對立(대립) 對面(대면) 對話(대화)
對角線(대각선)
對內外的(대내외적) 對症療法(대증요법)

대답할 대

寸(마디 촌) 총 14획

對對對對對對對對對對對對對對

대답할 대

對

대답할 대

度量(도량) 度數(도수)
度量衡(도량형) 度外視(도외시)
體感溫度(체감온도)

법도 도

广(엄 호) 총 9획

度度度度度度度度度

법도 도

道路(도로) 道理(도리) 道民(도민) 道術(도술) 道人(도인) 道場(도장)
道德性(도덕성) 道德的(도덕적) 道路網(도로망)
道德敎育(도덕교육) 道德君子(도덕군자)

길 도

辶(책받침) 총 13획

道道道道道道道道道道道道道

길 도

圖鑑(도감) 圖面(도면) 圖上(도상) 圖章(도장) 圖表(도표) 圖形(도형)
圖書館(도서관) 圖書室(도서실)
圖書目錄(도서목록)

그림 도

囗(큰 입구) 총 14획

圖圖圖圖圖圖圖圖圖圖圖圖圖圖

그림 도

| 讀
읽을 독
言(말씀 언) 총 22획 | 讀經(독경) 讀本(독본) 讀書(독서) 讀者(독자) 讀破(독파) 讀解(독해)
讀圖法(독도법) 讀心術(독심술) 讀後感(독후감)
讀書三昧(독서삼매) |

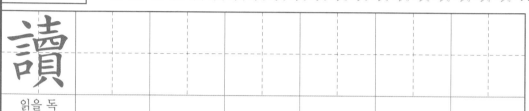

| 讀
읽을 독 | |

| 冬
겨울 동
冫(이 수) 총 5획 | 冬季(동계) 冬期(동기) 冬眠(동면) 冬服(동복) 冬節(동절) 冬至(동지)
冬節期(동절기) 春夏秋冬(춘하추동) |

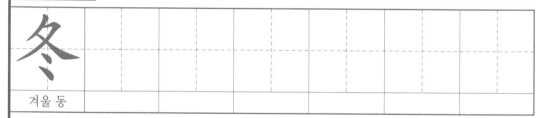

| 冬
겨울 동 | |

| 同
한가지 동
口(입 구) 총 6획 | 同感(동감) 同名(동명) 同色(동색) 同生(동생) 同時(동시) 同一(동일)
同氣間(동기간) 同夫人(동부인) 同心圓(동심원) 同好人(동호인)
同價紅裳(동가홍상) 同苦同樂(동고동락) 同名異人(동명이인) |

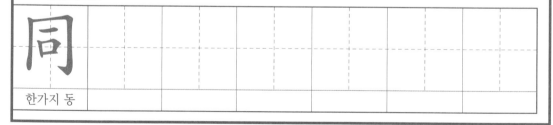

| 同
한가지 동 | |

	東歐(동구) 東國(동국) 東宮(동궁) 東廟(동묘) 東洋(동양) 東海(동해)
東南亞(동남아) 東西洋(동서양) 東大門(동대문) 東海岸(동해안)	
동녘 동	東問西答(동문서답) 東奔西走(동분서주) 東西古今(동서고금)
木(나무 목) 총 8획	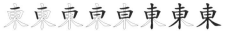

東									
동녘 동									

洞	洞口(동구) 洞窟(동굴) 洞里(동리) 洞民(동민) 洞長(동장)
	空洞化(공동화)
마을 동	華燭洞房(화촉동방)
水(물 수) 총 9획	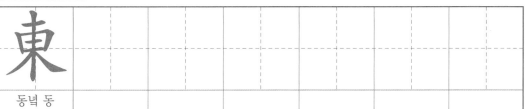

洞									
마을 동									

動	動亂(동란) 動力(동력) 動物(동물) 動産(동산) 動作(동작) 動體(동체)
	動物學(동물학) 動植物(동식물) 動資部(동자부)
움직일 동	動脈硬化(동맥경화)
力(힘 력) 총 11획	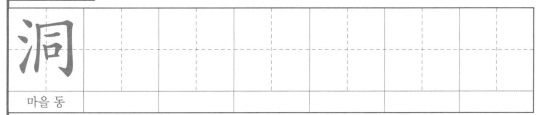

動									
움직일 동									

	童詩(동시) 童心(동심) 童顔(동안) 童謠(동요) 童話(동화)
아이 동	童貞女(동정녀)
立(설 립) 총 12획	兒童文學(아동문학)

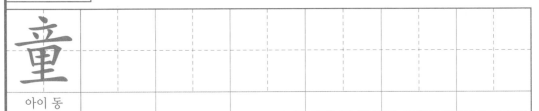

童						
아이 동						

頭	頭角(두각) 頭巾(두건) 頭骨(두골) 頭腦(두뇌) 頭領(두령) 頭目(두목)
머리 두	頭蓋骨(두개골)
頁(머리 혈) 총 16획	去頭截尾(거두절미)

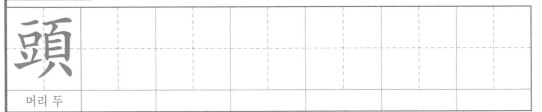

頭					
머리 두					

登	登科(등과) 登校(등교) 登記(등기) 登錄(등록) 登山(등산) 登場(등장)
오를 등	登山家(등산가) 登記所(등기소) 登龍門(등용문)
⺥(걸을 발) 총 12획	登高自卑(등고자비) 登記郵便(등기우편) 登場人物(등장인물)

登 登 癶 癶 癶 癶 登 登 登 登 登 登

登					
오를 등					

等

등급 등

竹(대 죽) 총 12획

等級(등급) 等邊(등변) 等分(등분) 等數(등수) 等位(등위) 等閒(등한)
等高線(등고선)
高等學校(고등학교)

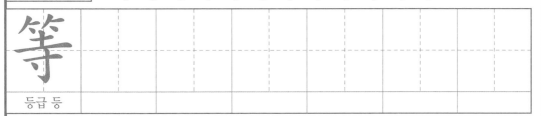

等

등급 등

樂

즐거울 락

木(나무 목) 총 15획

樂觀(낙관) 樂浪(낙랑) 樂勝(낙승) 樂園(낙원) 樂天(낙천)
娛樂室(오락실)
喜怒哀樂(희노애락)

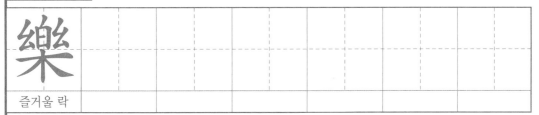

樂

즐거울 락

來

올 래

人(사람 인) 총 8획

來客(내객) 來年(내년) 來歷(내력) 來訪(내방) 來世(내세) 來日(내일)
來明年(내명년)
公正去來(공정거래)

來來來來來來來來

來

올 래

力	力道(역도) 力量(역량) 力士(역사) 力作(역작) 力戰(역전) 力走(역주) 力不足(역부족) 力不及(역불급) 務實力行(무실역행)
힘 력 力(힘 력) 총 2획	力力
力 힘 력	

例	例規(예규) 例年(예년) 例文(예문) 例事(예사) 例示(예시) 例外(예외) 正比例(정비례)
법식 례 人(사람 인) 총 8획	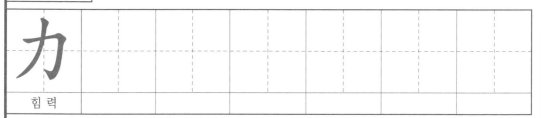 例 例 例 例 例 例 例 例
例 법식 례	

禮	禮物(예물) 禮訪(예방) 禮拜(예배) 禮法(예법) 禮服(예복) 禮節(예절) 相見禮(상견례) 禮儀凡節(예의범절)
예절 례 示(보일 시) 총 18획	禮 禮 禮 禮 禮 禮 禮 禮 禮 禮 禮 禮 禮 禮 禮 禮 禮 禮
禮 예절 례	

	老氣(노기) 老母(노모) 老木(노목) 老人(노인) 老兄(노형) 老後(노후)
늙을 로	老父母(노부모) 老弱者(노약자) 老益壯(노익장) 老婆心(노파심)
老(늙을 로) 총 6획	老馬之智(노마지지) 老少同樂(노소동락)

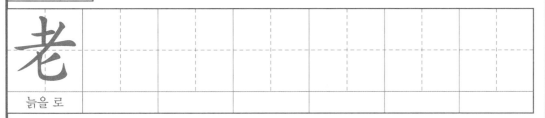

老							
늙을 로							

路	路面(노면) 路邊(노변) 路上(노상) 路線(노선) 路幅(노폭)
길 로	街路燈(가로등)
足(발 족) 총 13획	路柳墻花(노류장화)

路							
길 로							

綠	綠豆(녹두) 綠末(녹말) 綠色(녹색) 綠地(녹지) 綠茶(녹차) 綠草(녹초)
푸를 록	綠內障(녹내장) 綠十字(녹십자)
糸(실 사) 총 14획	綠水靑山(녹수청산) 綠衣紅裳(녹의홍상) 綠陰芳草(녹음방초)

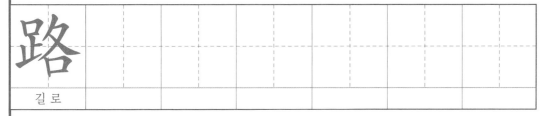

綠							
푸를 록							

六 **여섯 륙** 八(여덟 팔) 총 4획	六禮(육례) 六味(육미) 六旬(육순) 六場(육장) 六寸(육촌) 六親(육친) 六大洲(육대주) 六面體(육면체) 六十甲子(육십갑자) 六 六 六 六

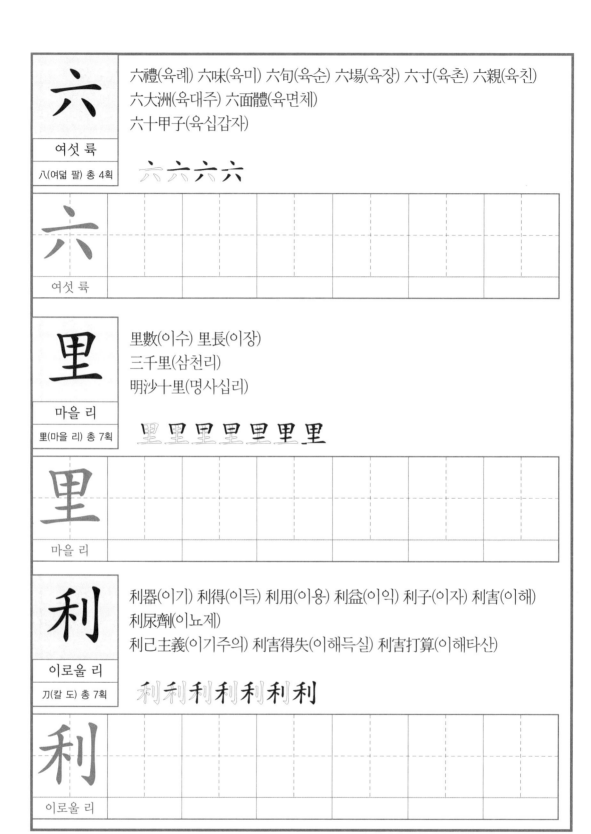

六 여섯 륙	

里 **마을 리** 里(마을 리) 총 7획	里數(이수) 里長(이장) 三千里(삼천리) 明沙十里(명사십리) 里 里 里 里 里 里 里

里 마을 리	

利 **이로울 리** 刀(칼 도) 총 7획	利器(이기) 利得(이득) 利用(이용) 利益(이익) 利子(이자) 利害(이해) 利尿劑(이뇨제) 利己主義(이기주의) 利害得失(이해득실) 利害打算(이해타산) 利 利 利 利 利 利 利

利 이로울 리	

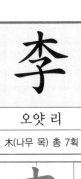

李

오얏 리

木(나무 목) 총 7획

李花(이화)
李太白(이태백)
李下不整冠(이하부정관)

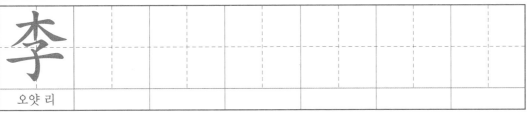

李

오얏 리

理

다스릴 리

玉(구슬 옥) 총 11획

理工(이공) 理科(이과) 理念(이념) 理事(이사) 理想(이상) 理由(이유)
理化學(이화학)
理判事判(이판사판)

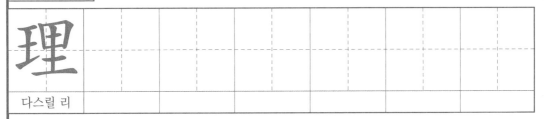

理

다스릴 리

林

수풀 림

木(나무 목) 총 8획

林野(임야) 林業(임업)
國有林(국유림)
竹林七賢(죽림칠현)

林

수풀 림

立	立件(입건) 立國(입국) 立冬(입동) 立法(입법) 立地(입지) 立秋(입추)
설 립	立看板(입간판) 立候補(입후보)
立(설 립) 총 5획	立身揚名(입신양명) 立錐之地(입추지지) 立春大吉(입춘대길)

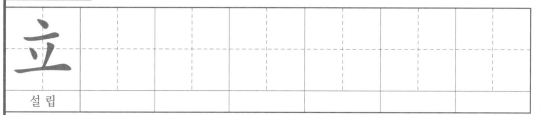

立									
설 립									

萬	萬年(만년) 萬物(만물) 萬古(만고) 萬方(만방) 萬事(만사) 萬人(만인)
일만 만	萬國旗(만국기) 萬百姓(만백성) 萬壽香(만수향)
艸(풀 초) 총 13획	萬古不變(만고불변) 萬病通治(만병통치) 萬壽無疆(만수무강)

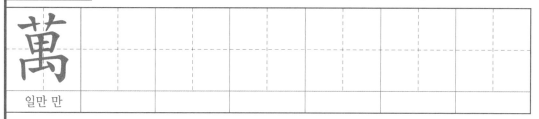

萬									
일만 만									

每	每期(매기) 每年(매년) 每事(매사) 每月(매월) 每日(매일) 每回(매회)
매양 매	每時間(매시간)
毋(말 무) 총 7획	

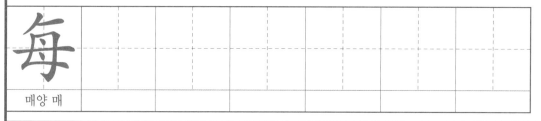

每									
매양 매									

얼굴 면

面(얼굴 면) 총 9획

面談(면담) 面上(면상) 面長(면장) 面前(면전) 面紙(면지) 面會(면회)
面刀器(면도기) 面會室(면회실)
面事務所(면사무소) 面帳牛皮(면장우피) 面從腹背(면종복배)

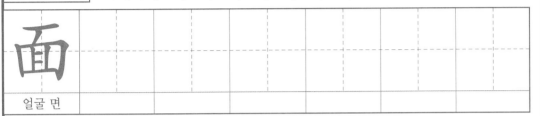

面

얼굴 면

名家(명가) 名曲(명곡) 名答(명답) 名物(명물) 名山(명산) 名色(명색)
名歌手(명가수) 名門家(명문가) 名射手(명사수) 名産品(명산품)
名家子弟(명가자제) 名門巨族(명문거족) 名山大刹(명산대찰)

이름 명

口(입 구) 총 6획

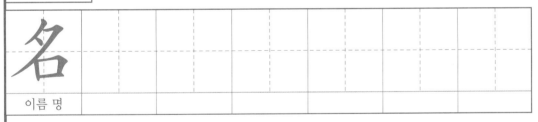

名

이름 명

목숨 명

口(입 구) 총 8획

命令(명령) 命脈(명맥) 命名(명명) 命題(명제) 命中(명중)
命名式(명명식)
命在頃刻(명재경각)

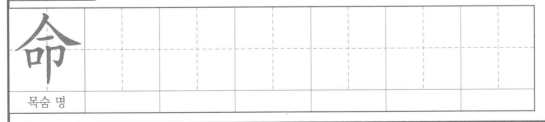

命

목숨 명

明	明年(명년) 明堂(명당) 明度(명도) 明朗(명랑) 明白(명백) 明太(명태) 明文化(명문화) 明鏡止水(명경지수) 明明白白(명명백백) 明沙十里(명사십리)
밝을 명 日(날 일) 총 8획	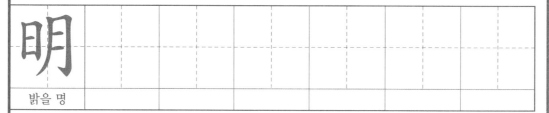

明	
밝을 명	

母	母校(모교) 母國(모국) 母女(모녀) 母乳(모유) 母子(모자) 母情(모정) 母性愛(모성애) 父母兄弟(부모형제)
어미 모 毋(말 무) 총 5획	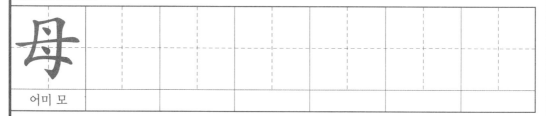

母	
어미 모	

	木工(목공) 木石(목석) 木手(목수) 木材(목재) 木草(목초) 木花(목화) 木工所(목공소) 木曜日(목요일) 木材商(목재상) 木活字(목활자) 山川草木(산천초목)
나무 목 木(나무 목) 총 4획	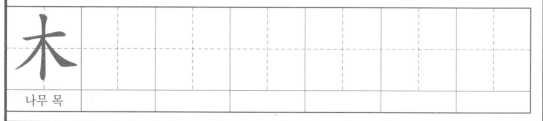

木	
나무 목	

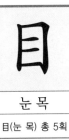	目擊(목격) 目禮(목례) 目錄(목록) 目前(목전) 目次(목차) 目下(목하)
눈 목	目擊者(목격자)
目(눈 목) 총 5획	目不忍見(목불인견)

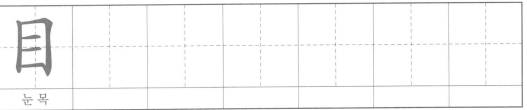

눈 목	

文	文庫(문고) 文官(문관) 文物(문물) 文人(문인) 文字(문자) 文學(문학)
글월 문	文理大(문리대) 文人畫(문인화) 文化財(문화재)
文(글월 문) 총 4획	文房四友(문방사우) 文學少女(문학소녀) 文學靑年(문학청년)

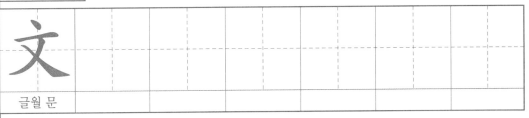

文	
글월 문	

門	門間(문간) 門客(문객) 門閥(문벌) 門中(문중) 門牌(문패) 門下(문하)
문 문	門間房(문간방) 門外漢(문외한) 門下生(문하생)
門(문 문) 총 8획	門前乞食(문전걸식) 門前成市(문전성시) 門戶開放(문호개방)

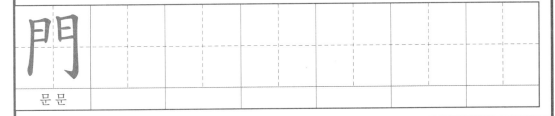

門	
문 문	

問	問答(문답) 問病(문병) 問喪(문상) 問安(문안) 問議(문의) 問題(문제) 問題化(문제화) 東問西答(동문서답)
물을 문 口(입 구) 총 11획	問 問 問 問 問 問 問 問 問 問 問
問 물을 문	

聞	新聞(신문) 申聞鼓(신문고) 朝聞夕死(조문석사)
들을 문 耳(귀 이) 총 14획	聞 聞 聞 聞 聞 聞 聞 聞 聞 聞 聞 聞 聞 聞
聞 들을 문	

物	物件(물건) 物望(물망) 物色(물색) 物資(물자) 物主(물주) 物品(물품) 物價高(물가고) 物動量(물동량) 物理學(물리학) 物價指數(물가지수) 物物交換(물물교환) 物心兩面(물심양면)
만물 물 牛(소 우) 총 8획	物 物 物 物 物 物 物 物
物 만물 물	

米 쌀 미

米(쌀 미) 총 6획

米價(미가) 米穀(미곡) 米壽(미수) 米飮(미음) 米作(미작)
精米所(정미소)

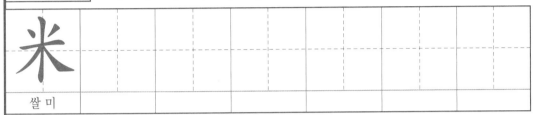

米 쌀 미

美 아름다울 미

羊(양 양) 총 9획

美男(미남) 美女(미녀) 美談(미담) 美術(미술) 美容(미용) 美化(미화)
美食家(미식가) 美人計(미인계) 美粧院(미장원)
美辭麗句(미사여구) 美的感情(미적감정) 美風良俗(미풍양속)

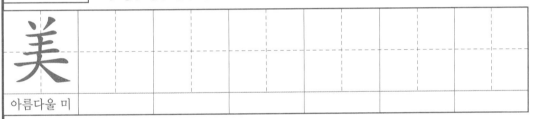

美 아름다울 미

民 백성 민

氏(성 씨) 총 5획

民家(민가) 民間(민간) 民官(민관) 民泊(민박) 民生(민생) 民心(민심)
民間人(민간인) 民防空(민방공) 民藝品(민예품) 民族性(민족성)
民族史觀(민족사관) 民族正氣(민족정기) 民主主義(민주주의)

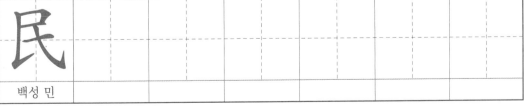

民 백성 민

순박할 박

木(나무 목) 총 6획

素朴(소박) 淳朴(순박) 質朴(질박)

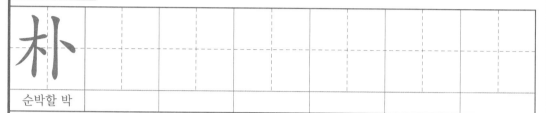

朴

순박할 박

되돌릴 반

又(또 우) 총 4획

反感(반감) 反共(반공) 反對(반대) 反動(반동) 反問(반문) 反省(반성)
反比例(반비례) 反政府(반정부) 反體制(반체제) 反革命(반혁명)
反對給付(반대급부) 反目嫉視(반목질시)

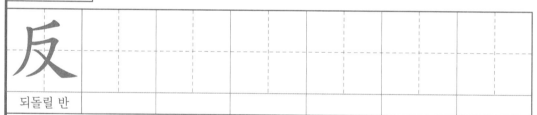

反

되돌릴 반

반 반

十(열 십) 총 5획

半開(반개) 半徑(반경) 半旗(반기) 半白(반백) 半音(반음) 半切(반절)
半導體(반도체) 半萬年(반만년) 半世紀(반세기) 半製品(반제품)
半信半疑(반신반의) 半身不隨(반신불수)

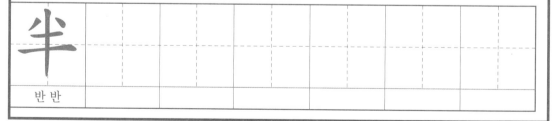

半

반 반

班	班常(반상) 班列(반열) 班長(반장)
나눌 반	班常會(반상회)
玉(구슬 옥) 총 10획	班常嫡庶(반상적서)

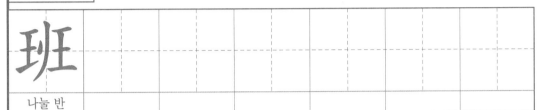

班
나눌 반

發	發刊(발간) 發見(발견) 發光(발광) 發動(발동) 發信(발신) 發言(발언)
쏠 발	發祥地(발상지) 發源地(발원지)
癶(걸을 발) 총 12획	怒發大發(노발대발)

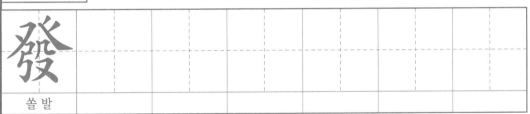

發
쏠 발

方	方今(방금) 方面(방면) 方席(방석) 方式(방식) 方便(방편) 方向(방향)
모 방	方法論(방법론) 方眼紙(방안지) 方程式(방정식) 方向舵(방향타)
方(모 방) 총 4획	方長不折(방장부절)

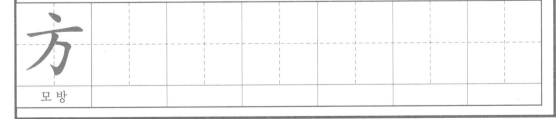

方
모 방

놓을 방

攵(등글월 문) 총 8획

放談(방담) 放牧(방목) 放生(방생) 放心(방심) 放出(방출) 放學(방학)
放射能(방사능) 放射線(방사선)
開放大學(개방대학)

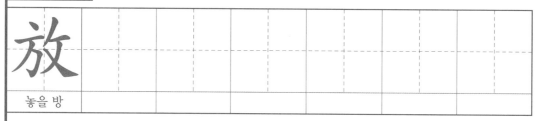

放

놓을 방

北

달아날 배

匕(비수 비) 총 5획

敗北(패배)

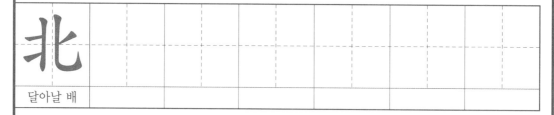

北

달아날 배

흰 백

白(흰 백) 총 5획

白金(백금) 白旗(백기) 白馬(백마) 白色(백색) 白人(백인) 白土(백토)
白兵戰(백병전) 白日場(백일장) 白紙化(백지화) 白花春(백화춘)
白骨難忘(백골난망) 白衣民族(백의민족) 白衣從軍(백의종군)

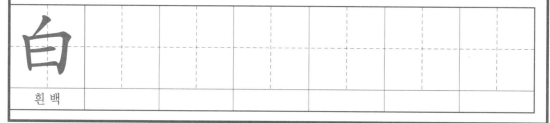

白

흰 백

百方(백방) 百分(백분) 百選(백선) 百姓(백성) 百出(백출) 百花(백화)
百萬弗(백만불) 百周年(백주년) 百貨店(백화점)
百科事典(백과사전) 百萬大軍(백만대군) 百發百中(백발백중)

일백 백

白(흰 백) 총 6획

百 百 百 百 百 百

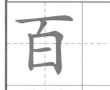

일백 백

番外(번외) 番地(번지) 番號(번호)
不寢番(불침번)
郵便番號(우편번호)

차례 번

田(밭 전) 총 12획

番 番 番 番 采 采 采 采 番 番 番 番

차례 번

便器(변기) 便秘(변비) 便所(변소) 便痛(변통)
洋便器(양변기)

오줌 변

人(사람 인) 총 9획

便 便 便 便 便 便 便 便 便

오줌 변

別	別個(별개) 別曲(별곡) 別堂(별당) 別名(별명) 別味(별미) 別室(별실)
나눌 별	別道理(별도리) 別動隊(별동대) 別問題(별문제) 別天地(별천지)
刀(칼 도) 총 7획	別段預金(별단예금) 別無神通(별무신통)

別別別別別別別

| 別 | |
| 나눌 별 | |

病	病苦(병고) 病名(병명) 病席(병석) 病室(병실) 病院(병원) 病者(병자)
병들 병	病看護(병간호) 病原菌(병원균) 病蟲害(병충해)
疒(병질 녁) 총 10획	同病相憐(동병상련)

病病病病病病病病病病

| 病 | |
| 병들 병 | |

服	服務(복무) 服役(복역) 服用(복용) 服裝(복장) 服從(복종)
옷 복	防寒服(방한복)
月(달 월) 총 8획	屈巾祭服(굴건제복)

服服服服服服服服

| 服 | |
| 옷 복 | |

本 근본 본 木(나무 목) 총 5획	本家(본가) 本國(본국) 本能(본능) 本部(본부) 本心(본심) 本人(본인) 本格化(본격화) 本末顚倒(본말전도) 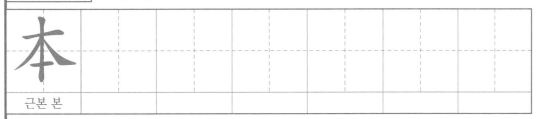

本 근본 본	

不 아닐 부 一(한 일) 총 4획	不德(부덕) 不同(부동) 不動(부동) 不實(부실) 不正(부정) 不足(부족) 不道德(부도덕) 不動産(부동산) 不得不(부득불) 不自然(부자연) 不當利得(부당이득) 不知其數(부지기수) 不知不識(부지불식) 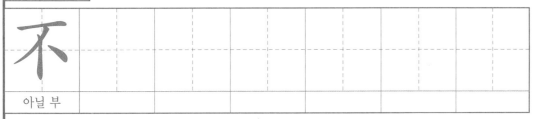

不 아닐 부	

父 아비 부 父(아비 부) 총 4획	父系(부계) 父女(부녀) 父母(부모) 父子(부자) 父親(부친) 父兄(부형) 家父長(가부장) 父母兄弟(부모형제) 父生母育(부생모육) 父子有親(부자유친) 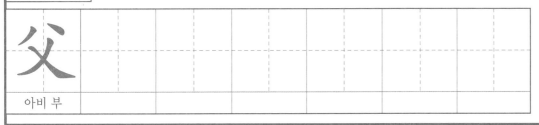

父 아비 부	

夫君(부군) 夫權(부권) 夫人(부인) 夫妻(부처)
農夫歌(농부가)
夫婦有別(부부유별) 夫唱婦隨(부창부수)

지아비 부

大(큰 대) 총 4획

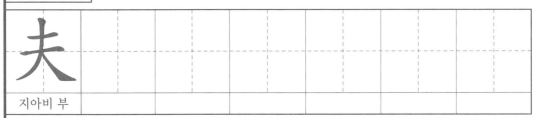

지아비 부

部隊(부대) 部落(부락) 部分(부분) 部長(부장) 部品(부품) 部下(부하)
大部分(대부분)
下部構造(하부구조)

거느릴 부

邑(고을 읍) 총 11획

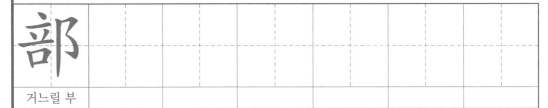

거느릴 부

北端(북단) 北道(북도) 北門(북문) 北美(북미) 北上(북상) 北韓(북한)
北東風(북동풍) 北半球(북반구) 北海島(북해도)
北斗七星(북두칠성) 北邙山川(북망산천) 北風寒雪(북풍한설)

북녘 북

匕(비수 비) 총 5획

北 北 北 北 北

북녘 북

分	分家(분가) 分界(분계) 分校(분교) 分量(분량) 分別(분별) 分爭(분쟁)
	分界線(분계선) 分岐點(분기점) 分水嶺(분수령)
	分科委員(분과위원)
나눌 분	
刀(칼 도) 총 4획	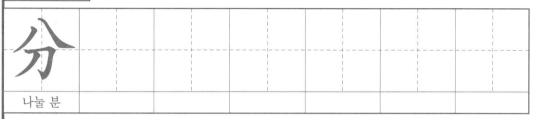

分								
나눌 분								

不	不屈(불굴) 不吉(불길) 不利(불리) 不安(불안) 不然(불연) 不便(불편)
	不可能(불가능) 不世出(불세출) 不安全(불안전) 不孝子(불효자)
	不可思議(불가사의) 不可抗力(불가항력) 不老長生(불로장생)
아니 불	
一(한 일) 총 4획	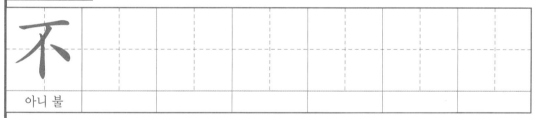

不								
아니 불								

四	四季(사계) 四苦(사고) 四面(사면) 四物(사물) 四方(사방) 四寸(사촌)
	四角形(사각형) 四君子(사군자) 四大門(사대문) 四旬節(사순절)
	四面楚歌(사면초가) 四方八方(사방팔방) 四寸兄弟(사촌형제)
넉 사	
口(큰 입구) 총 5획	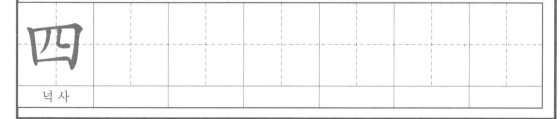

四								
넉 사								

死 죽을 사 歹(죽을 사) 총 6획	死角(사각) 死力(사력) 死亡(사망) 死別(사별) 死色(사색) 死活(사활) 死文化(사문화) 死傷者(사상자) 死六臣(사육신) 死火山(사화산) 死生決斷(사생결단) 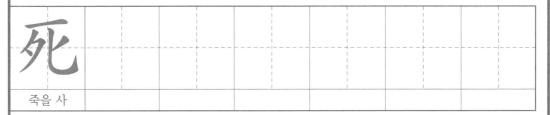

死
죽을 사

社 모일 사 示(보일 시) 총 8획	社交(사교) 私報(사보) 社員(사원) 社長(사장) 社宅(사택) 社會(사회) 社內外(사내외) 社團法人(사단법인) 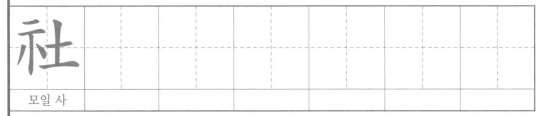

社
모일 사

使 부릴 사 人(사람 인) 총 8획	使童(사동) 使令(사령) 使命(사명) 使臣(사신) 使用(사용) 使者(사자) 公使館(공사관) 使徒信經(사도신경) 使徒行傳(사도행전) 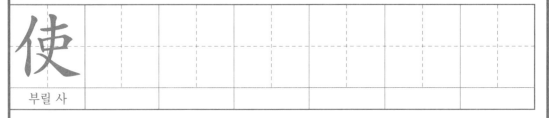

使
부릴 사

	事件(사건) 事故(사고) 事物(사물) 事實(사실) 事前(사전) 事情(사정)
	事務局(사무국) 事務長(사무장)
	事大主義(사대주의) 事實無根(사실무근) 事必歸正(사필귀정)
일 사	
亅(갈고리 궐) 총 8획	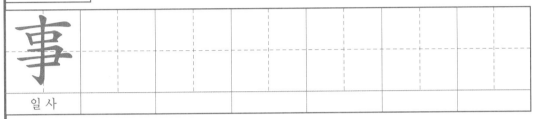

일 사	

	山林(산림) 山寺(산사) 山所(산소) 山水(산수) 山中(산중) 山地(산지)
	山沙汰(산사태) 山有花(산유화) 山川魚(산천어)
	山間地方(산간지방) 山川草木(산천초목) 山海珍味(산해진미)
뫼 산	
山(메 산) 총 3획	山 山 山

山	
메 산	

	算數(산수) 算入(산입) 算定(산정) 算出(산출) 算筒(산통)
	加算稅(가산세)
	豫算審議(예산심의)
셈할 산	
竹(대 죽) 총 14획	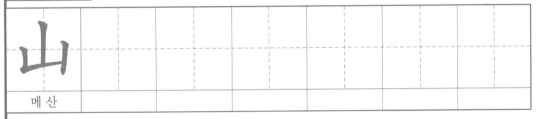

算	
셈할 산	

三 석 삼 一(한 일) 총 3획	三國(삼국) 三軍(삼군) 三冬(삼동) 三面(삼면) 三月(삼월) 三寸(삼촌) 三角巾(삼각건) 三多島(삼다도) 三色旗(삼색기) 三千里(삼천리) 三綱五倫(삼강오륜) 三十六計(삼십육계) 三一天下(삼일천하) 三 三 三

三								
석 삼								

上 위 상 一(한 일) 총 3획	上京(상경) 上記(상기) 上空(상공) 上陸(상륙) 上衣(상의) 上下(상하) 上半期(상반기) 上水道(상수도) 上中下(상중하) 上八字(상팔자) 上意下達(상의하달) 上下水道(상하수도) 上厚下薄(상후하박) 上 上 上

上								
위 상								

色 빛 색 色(빛 색) 총 6획	色感(색감) 色盲(색맹) 色素(색소) 色紙(색지) 色彩(색채) 色眼鏡(색안경) 色鉛筆(색연필) 十人十色(십인십색) 色 色 色 色 色 色

色								
빛 색								

生	生家(생가) 生氣(생기) 生母(생모) 生物(생물) 生日(생일) 生活(생활) 生命力(생명력) 生命水(생명수) 生物學(생물학) 生活力(생활력) 生年月日(생년월일) 生面不知(생면부지) 生活下水(생활하수)
날 생 生(날 생) 총 5획	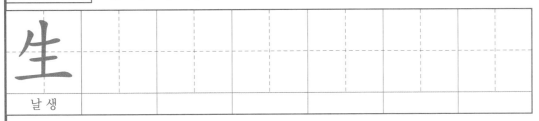

生	
날 생	

西	西經(서경) 西歐(서구) 西紀(서기) 西山(서산) 西洋(서양) 西海(서해) 西班牙(서반아) 西洋畵(서양화) 西方淨土(서방정토) 西山大師(서산대사)
서녘 서 西(덮을 아) 총 6획	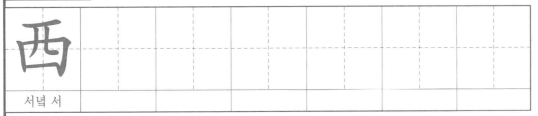

西	
서녘 서	

書	書架(서가) 書記(서기) 書堂(서당) 書面(서면) 書名(서명) 書信(서신) 書簡文(서간문) 書類綴(서류철) 書誌學(서지학) 書面契約(서면계약)
글 서 曰(가로 왈) 총 10획	書書書書書書書書書書

書	
글 서	

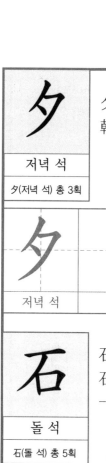**夕** 저녁 석 夕(저녁 석) 총 3획	夕刊(석간) 夕霧(석무) 夕飯(석반) 夕陽(석양) 朝夕禮佛(조석예불) 夕 夕 夕
夕 저녁 석	

石 돌 석 石(돌 석) 총 5획	石工(석공) 石窟(석굴) 石物(석물) 石榴(석류) 石油(석유) 石材(석재) 石氷庫(석빙고) 一石二鳥(일석이조) 石 石 石 石 石
石 돌 석	

席 자리 석 巾(수건 건) 총 10획	席卷(석권) 席上(석상) 席次(석차) 外野席(외야석) 席藁待罪(석고대죄) 席 席 席 席 席 席 席 席 席 席
席 자리 석	

先	先決(선결) 先攻(선공) 先金(선금) 先生(선생) 先祖(선조) 先後(선후) 先覺者(선각자) 先發隊(선발대) 先入見(선입견) 先進國(선진국) 先見之明(선견지명) 先禮後學(선례후학) 先制攻擊(선제공격)
먼저 선	
儿(어진사람 인) 총 6획	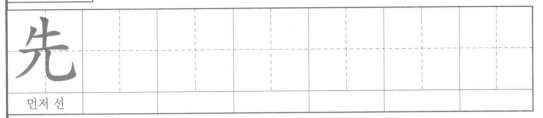

| 先 | |
| 먼저 선 | |

線	線路(선로) 線上(선상) 分界線(분계선) 有線放送(유선방송)
줄 선	
糸(실 사) 총 15획	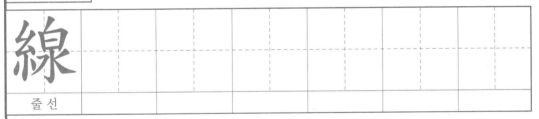

| 線 | |
| 줄 선 | |

雪	雪景(설경) 雪山(설산) 雪夜(설야) 雪辱(설욕) 雪原(설원) 雪花(설화) 雪嶽山(설악산) 雪上加霜(설상가상)
눈 설	
雨(비 우) 총 11획	雪雪雪雪雪雪雪雪雪雪雪

| 雪 | |
| 눈 설 | |

成	成功(성공) 成立(성립) 成分(성분) 成事(성사) 成人(성인) 成長(성장)
이룰 성	成均館(성균관) 成年式(성년식) 成文法(성문법)
戈(창 과) 총 7획	成群作黨(성군작당)

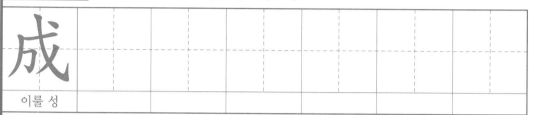

成								
이룰 성								

姓	姓名(성명) 姓氏(성씨) 姓銜(성함)
성씨 성	通姓名(통성명)
女(계집 녀) 총 8획	同姓同本(동성동본)

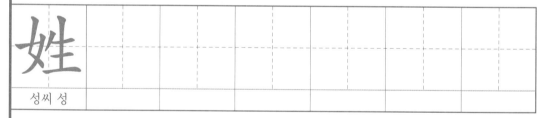

姓								
성씨 성								

省	省墓(성묘) 省察(성찰)
살필 성	歸省客(귀성객)
目(눈 목) 총 9획	人事不省(인사불성)

省省省省省省省省省

省								
살필 성								

世	世間(세간) 世界(세계) 世代(세대) 世上(세상) 世俗(세속) 世態(세태) 世上事(세상사) 世代交替(세대교체) 世上萬事(세상만사)
인간 세 一(한 일) 총 5획	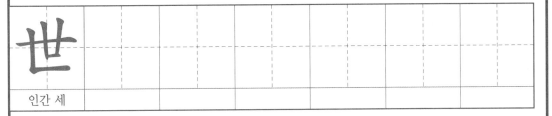

世	
인간 세	

小	小農(소농) 小路(소로) 小便(소변) 小說(소설) 小食(소식) 小人(소인) 小農家(소농가) 小文字(소문자) 小市民(소시민) 小人國(소인국) 中小企業(중소기업)
작을 소 小(작을 소) 총 3획	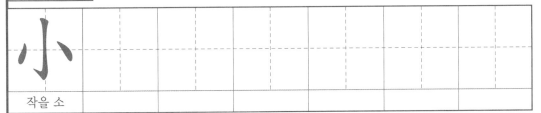

小	
작을 소	

少	少女(소녀) 少年(소년) 少量(소량) 少數(소수) 少額(소액) 少將(소장) 少年院(소년원) 男女老少(남녀노소)
적을 소 小(작을 소) 총 4획	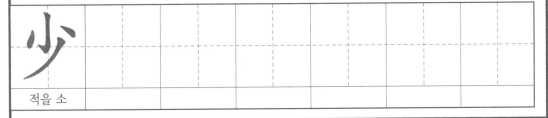

少	
적을 소	

所 장소 소 戶(집 호) 총 8획	所感(소감) 所見(소견) 所長(소장) 所有(소유) 所重(소중) 所行(소행) 所有物(소유물) 所有主(소유주) 所在地(소재지) 所願成就(소원성취) 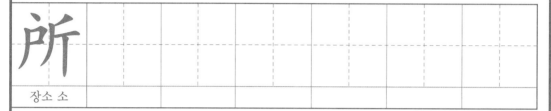
所 장소 소	

消 사라질 소 水(물 수) 총 10획	消毒(소독) 消燈(소등) 消失(소실) 消日(소일) 消風(소풍) 消和(소화) 消費者(소비자) 消耗品(소모품) 消防車(소방차) 消火栓(소화전) 消息不通(소식불통) 消化不良(소화불량) 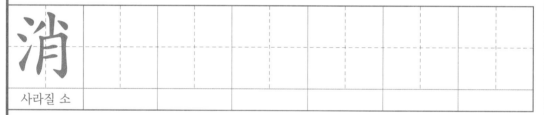
消 사라질 소	

速 빠를 속 辶(책받침) 총 11획	速決(속결) 速記(속기) 速度(속도) 速力(속력) 速成(속성) 速行(속행) 速讀法(속독법) 速戰速決(속전속결) 速速速速速束束涑涑涑速
速 빠를 속	

	孫子(손자) 孫悟空(손오공) 代代孫孫(대대손손)
손자 손	
子(아들 자) 총 10획	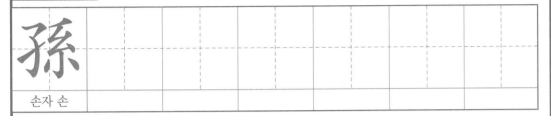

孫	
손자 손	

水	水軍(수군) 水道(수도) 水力(수력) 水面(수면) 水上(수상) 水草(수초) 水口門(수구문) 水冷式(수냉식)水洗式(수세식) 水平線(수평선) 水陸兩用(수륙양용) 水利組合(수리조합) 水魚之交(수어지교)
물 수	
水(물 수) 총 4획	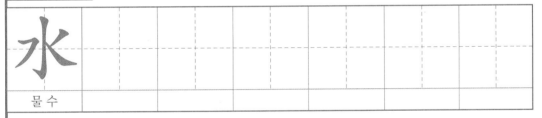

水	
물 수	

手	手巾(수건) 手記(수기) 手動(수동) 手術(수술) 手中(수중) 手話(수화) 手工業(수공업) 手不足(수부족) 手數料(수수료) 手貨物(수화물) 手不釋卷(수불석권)
손 수	
手(손 수) 총 4획	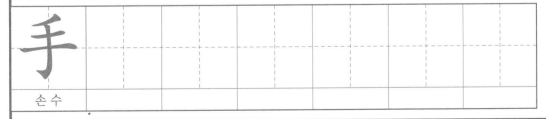

手	
손 수	

數年(수년) 數量(수량) 數理(수리) 數萬(수만) 數千(수천) 數學(수학)
數百萬(수백만) 數學科(수학과)
數理經濟學(수리경제학)

셈할 수

攵(등글월 문) 총 15획

數數數數數數數數數數數數數數數

數

셈할 수

樹林(수림) 樹立(수립) 樹木(수목)
果樹園(과수원)
風樹之嘆(풍수지탄)

나무 수

木(나무 목) 총 16획

樹樹樹樹樹樹樹樹樹樹樹樹樹樹樹

樹

나무 수

術數(술수) 術策(술책)
讀心術(독심술)
技術提携(기술제휴)

재주 술

行(다닐 행) 총 11획

術術術術術術術術術術術

術

재주 술

익힐 습

羽(깃 우) 총 11획

習慣(습관) 習性(습성) 習作(습작)
見習工(견습공)
豫行演習(예행연습)

習習習習習習習習習習習

익힐 습

勝

이길 승

力(힘 력) 총 12획

勝利(승리) 勝負(승부) 勝算(승산) 勝勢(승세) 勝者(승자) 勝敗(승패)
勝戰鼓(승전고)
乘勝長驅(승승장구)

勝勝勝勝勝勝勝勝勝朕勝勝

이길 승

市

시가 시

巾(수건 건) 총 5획

市內(시내) 市道(시도) 市立(시립) 市民(시민) 市外(시외) 市中(시중)
市街地(시가지) 市有地(시유지) 市邑面(시읍면)
場外市場(장외시장)

市市市市市

市

시가 시

始	始球(시구) 始動(시동) 始發(시발) 始作(시작) 始祖(시조) 始初(시초) 始務式(시무식) 始終一貫(시종일관)
처음 시 女(계집 녀) 총 8획	

始	
처음 시	

時	時刻(시각) 時間(시간) 時計(시계) 時日(시일) 時事(시사) 時速(시속) 時間表(시간표) 時空間(시공간) 時事物(시사물) 時空世界(시공세계) 時事漫評(시사만평) 時時刻刻(시시각각)
때 시 日(날 일) 총 10획	

時	
때 시	

式	式辭(식사) 式順(식순) 式場(식장) 開所式(개소식) 略式裁判(약식재판)
법 식 弋(주살 익) 총 6획	

式	
법 식	

食口(식구) 食堂(식당) 食事(식사) 食水(식수) 食前(식전) 食品(식품)

食道樂(식도락) 食料品(식료품) 食生活(식생활) 食中毒(식중독)

食事時間(식사시간) 食少事煩(식소사번) 食飮全廢(식음전폐)

밥 식

食(밥 식) 총 9획

食食食食食食食食食

밥 식

植木(식목) 植物(식물) 植樹(식수) 植字(식자)

植木日(식목일) 植民地(식민지)

植物人間(식물인간) 植物生態學(식물생태학)

심을 식

木(나무 목) 총 12획

植植植植植植植植植植植植

植

심을 식

身邊(신변) 身病(신병) 身分(신분) 身長(신장) 身體(신체)

一身上(일신상)

身言書判(신언서판)

몸 신

身(몸 신) 총 7획

身身身身身身身

身

몸 신

信 **믿을 신** 人(사람 인) 총 9획	信念(신념) 信徒(신도) 信用(신용) 信義(신의) 信者(신자) 信號(신호) 公信力(공신력) 信賞必罰(신상필벌) 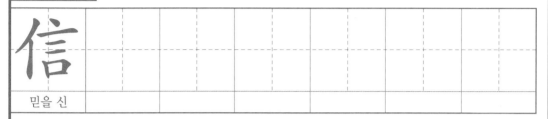

信 **믿을 신**	

神 **귀신 신** 示(보일 시) 총 10획	神氣(신기) 神童(신동) 神明(신명) 神父(신부) 神仙(신선) 神話(신화) 神通力(신통력) 神學大(신학대) 神出鬼沒(신출귀몰) 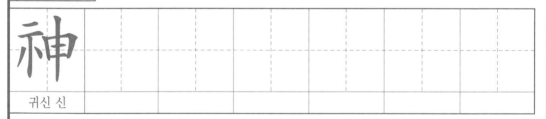

神 **귀신 신**	

新 **새 신** 斤(도끼 근) 총 13획	新刊(신간) 新曲(신곡) 新年(신년) 新聞(신문) 新生(신생) 新人(신인) 新世界(신세계) 新世代(신세대) 新入生(신입생) 新陳代謝(신진대사) 新新新新新新新新新新新新新

新 **새 신**	

失脚(실각) 失格(실격) 失望(실망) 失手(실수) 失言(실언) 失足(실족)
失語症(실어증) 失鄕民(실향민)
早失父母(조실부모)

잃을 실

大(큰 대) 총 5획

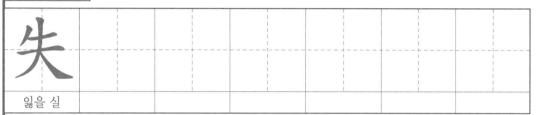

失

잃을 실

室內(실내) 室溫(실온) 室外(실외)
室內外(실내외) 室內靴(실내화)
溫室效果(온실효과)

집 실

宀(갓머리) 총 9획

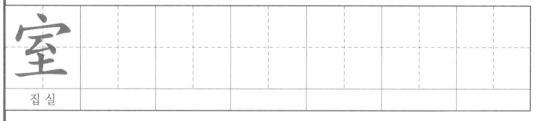

室

집 실

心琴(심금) 心氣(심기) 心理(심리) 心算(심산) 心術(심술) 心中(심중)
心理戰(심리전) 心因性(심인성) 心電圖(심전도)
心機一轉(심기일전) 心身修練(심신수련)

마음 심

心(마음 심) 총 4획

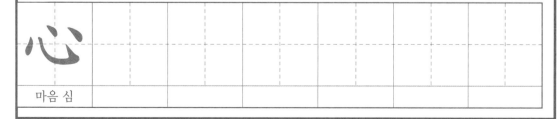

心

마음 심

十 열 십 十(열 십) 총 2획	十干(십간) 十戒(십계) 十代(십대) 十里(십리) 十分(십분) 十指(십지) 十字架(십자가) 十長生(십장생) 十進法(십진법) 十八番(십팔번) 十年減壽(십년감수) 十人十色(십인십색) 十中八九(십중팔구) 十 十

十 열 십								

樂 풍류 악 木(나무 목) 총 15획	樂曲(악곡) 樂器(악기) 樂隊(악대) 樂譜(악보) 樂士(악사) 樂章(악장) 樂劇團(악극단) 樂章歌詞(악장가사) 樂 樂 白 白 白 樂 樂 樂 樂 樂 樂 樂 樂 樂 樂

樂 풍류 악								

安 편안할 안 宀(갓머리) 총 6획	安寧(안녕) 安眠(안면) 安否(안부) 安心(안심) 安危(안위) 安全(안전) 安樂死(안락사) 安息處(안식처) 安定性(안정성) 安全教育(안전교육) 安全保障(안전보장) 安全事故(안전사고) 安 安 安 安 安 安

安 편안할 안								

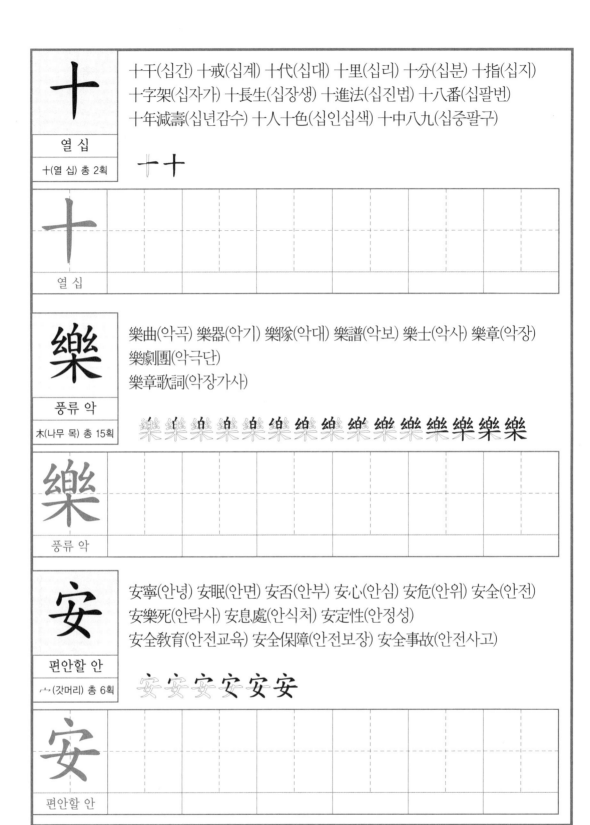

愛	愛犬(애견) 愛校(애교) 愛國(애국) 愛馬(애마) 愛用(애용) 愛人(애인)
사랑 애	愛國歌(애국가) 愛讀者(애독자) 愛着心(애착심) 愛唱曲(애창곡)
心(마음 심) 총 13획	愛之重之(애지중지)

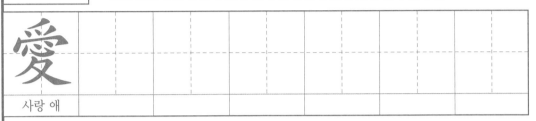

愛						
사랑 애						

夜	夜景(야경) 夜光(야광) 夜勤(야근) 夜食(야식) 夜學(야학) 夜行(야행)
밤 야	夜尿症(야뇨증) 夜盲症(야맹증) 夜市場(야시장) 夜會服(야회복)
夕(저녁 석) 총 8획	夜間作業(야간작업) 夜間學校(야간학교) 夜半逃走(야반도주)

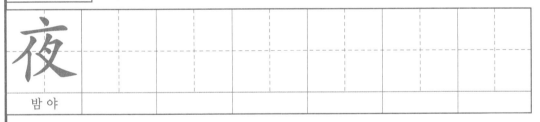

夜						
밤 야						

野	野圈(야권) 野談(야담) 野山(야산) 野生(야생) 野外(야외) 野人(야인)
들 야	野性美(야성미) 野心作(야심작) 野遊會(야유회) 野積場(야적장)
里(마을 리) 총 11획	野端法席(야단법석) 野心滿滿(야심만만)

野野野野野野野野野野野

野						
들 야						

弱	弱骨(약골) 弱勢(약세) 弱小(약소) 弱者(약자) 弱點(약점) 弱化(약화)
약할 약	弱小國(약소국)
弓(활 궁) 총 10획	弱肉强食(약육강식) 弱者先手(약자선수)

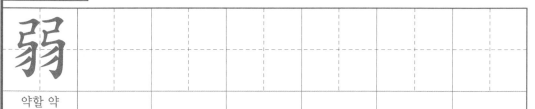

弱									
약할 약									

藥	藥局(약국) 藥物(약물) 藥水(약수) 藥用(약용) 藥品(약품) 藥草(약초)
약 약	藥理學(약리학) 藥方文(약방문) 藥湯器(약탕기)
艹(풀 초) 총 19획	藥物中毒(약물중독) 藥房甘草(약방감초)

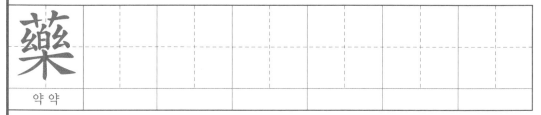

藥									
약 약									

洋	洋弓(양궁) 洋服(양복) 洋食(양식) 洋藥(양약) 洋屋(양옥) 洋裝(양장)
바다 양	洋便器(양변기) 洋鐵桶(양철통) 洋靴店(양화점)
水(물 수) 총 9획	遠洋漁業(원양어업)

洋洋洋洋洋洋洋洋洋

洋									
바다 양									

陽 볕 양 阜(언덕 부) 총 12획	陽極(양극) 陽氣(양기) 陽曆(양력) 陽地(양지) 陽明學(양명학) 陽山道(양산도) 陽性化(양성화) 陽性反應(양성반응) 陽春佳節(양춘가절)

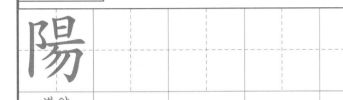

陽 볕 양						

語 말씀 어 言(말씀 언) 총 14획	語感(어감) 語錄(어록) 語源(어원) 語套(어투) 語學(어학) 語彙(어휘) 語助辭(어조사) 語文一致(어문일치) 語不成說(어불성설)

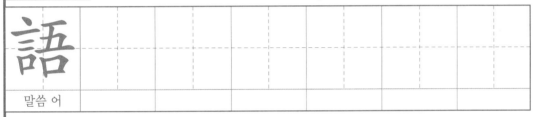

語 말씀 어						

言 말씀 언 言(말씀 언) 총 7획	言及(언급) 言動(언동) 言論(언론) 言明(언명) 言約(언약) 言語(언어) 言必稱(언필칭) 言文一致(언문일치) 言語道斷(언어도단) 言中有骨(언중유골)

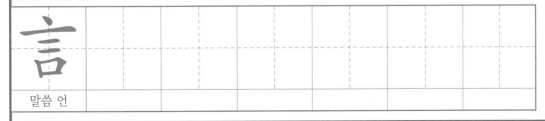

言 말씀 언						

業	業界(업계) 業務(업무) 業者(업자) 業種(업종) 業主(업주) 業體(업체)
	企業主(기업주)
업 업	夜間作業(야간작업)
木(나무 목) 총 13획	業業業業業業業業業業業業業

業								
업 업								

然	然後(연후)
	大自然(대자연)
	自然科學(자연과학)
그러할 연	
火(불 화) 총 12획	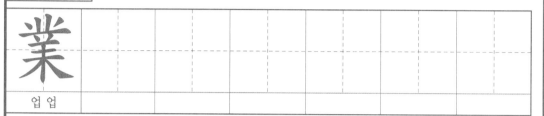 然然然然然然然然然然然然

然								
그러할 연								

永	永世(영세) 永遠(영원)
	永訣式(영결식) 永久的(영구적) 永續性(영속성) 永住權(영주권)
	永久不變(영구불변) 永世中立(영세중립) 永遠不滅(영원불멸)
길 영	
水(물 수) 총 5획	永永永永永

永								
길 영								

英	英國(영국) 英斷(영단) 英語(영어) 英字(영자) 英材(영재) 英特(영특)
꽃부리 영	英文學(영문학) 英雄心(영웅심)
艹(풀 초) 총 9획	育英事業(육영사업)

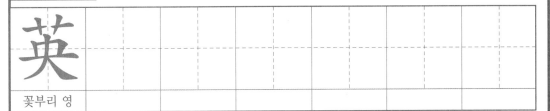

英								
꽃부리 영								

五	五角(오각) 五感(오감) 五氣(오기) 五福(오복) 五色(오색) 五月(오월)
다섯 오	五加皮(오가피) 五大洋(오대양) 五線紙(오선지) 五葉松(오엽송)
二(두 이) 총 4획	五穀百果(오곡백과) 五里霧中(오리무중) 五色玲瓏(오색영롱)

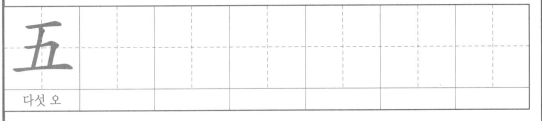

五								
다섯 오								

午	午睡(오수) 午前(오전) 午餐(오찬) 午後(오후)
낮 오	子午線(자오선)
十(열 십) 총 4획	甲午更張(갑오경장)

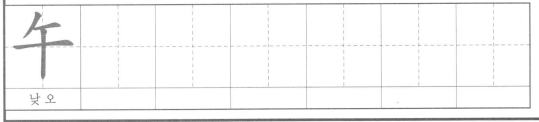

午								
낮 오								

溫	溫氣(온기) 溫度(온도) 溫床(온상) 溫水(온수) 溫室(온실) 溫和(온화)
	溫暖化(온난화) 溫突房(온돌방)
	溫故知新(온고지신) 溫室效果(온실효과) 溫風暖房(온풍난방)
따뜻할 온	
水(물 수) 총 13획	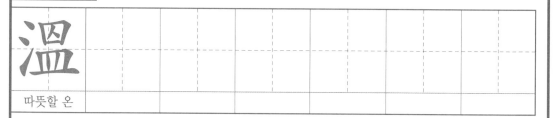

溫	
따뜻할 온	

王	王家(왕가) 王國(왕국) 王道(왕도) 王命(왕명) 王室(왕실) 王子(왕자)
	王固執(왕고집) 王世子(왕세자)
	閻羅大王(염라대왕)
임금 왕	
玉(구슬 옥) 총 4획	王 王 王 王

王	
임금 왕	

外	外家(외가) 外科(외과) 外國(외국) 外面(외면) 外食(외식) 外出(외출)
	外交官(외교관) 外國人(외국인) 外來語(외래어) 外三寸(외삼촌)
	外交文書(외교문서) 外食産業(외식산업) 外人部隊(외인부대)
바깥 외	
夕(저녁 석) 총 5획	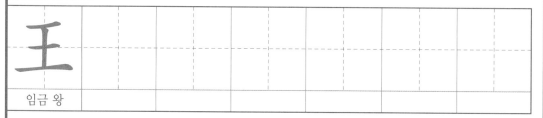

外	
바깥 외	

좋아할 요

木(나무 목) 총 15획

樂山樂水(요산요수)

樂樂樂樂樂樂樂樂樂樂樂樂樂樂樂

좋아할 요

用

쓸 용

用(쓸 용) 총 5획

用度(용도) 用便(용변) 用水(용수) 用語(용어) 用意(용의) 用紙(용지)

用水路(용수로)

特用作物(특용작물)

用 用 用 用 用

用

쓸 용

勇

날랠 용

力(힘 력) 총 9획

勇氣(용기) 勇斷(용단) 勇名(용명) 勇士(용사) 勇退(용퇴)

義勇軍(의용군)

勇敢無雙(용감무쌍) 勇氣百倍(용기백배)

勇勇勇勇勇勇勇勇勇

날랠 용

右 오른쪽 우 口(입 구) 총 5획	右傾(우경) 右腕(우완) 右前(우전) 右側(우측) 右派(우파) 右議政(우의정) 右翼手(우익수) 右回轉(우회전) 右往左往(우왕좌왕) 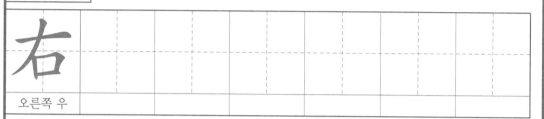

右 오른쪽 우	

運 돌 운 辶(책받침) 총 13획	運動(운동) 運命(운명) 運送(운송) 運用(운용) 運河(운하) 運行(운행) 運動場(운동장) 運輸業(운수업) 運動競技(운동경기) 運數所關(운수소관) 運轉技士(운전기사) 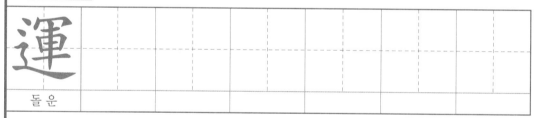

運 돌 운	

園 동산 원 口(큰입구) 총 13획	園兒(원아) 園頭幕(원두막) 園藝師(원예사) 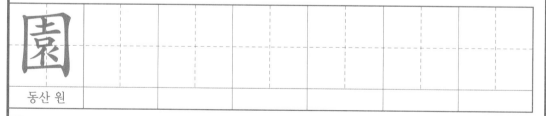

園 동산 원	

	遠隔(원격) 遠大(원대) 遠視(원시) 遠因(원인)
멀 원	遠距離(원거리) 遠近海(원근해) 遠心力(원심력) 遠征隊(원정대)
辶(책받침) 총 14획	遠交近攻(원교근공) 遠洋漁業(원양어업) 遠征競技(원정경기)

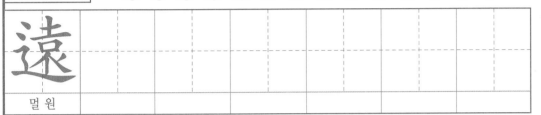

遠	
멀 원	

月	月刊(월간) 月間(월간) 月光(월광) 月給(월급) 月內(월내) 月出(월출)
달 월	月桂冠(월계관) 月桂樹(월계수) 月曜病(월요병)
月(달 월) 총 4획	月宮姮娥(월궁항아)

月 月 月 月

月	
달 월	

由	由來(유래) 由緒(유서)
말미암을 유	不自由(부자유)
田(밭 전) 총 5획	歸責事由(귀책사유)

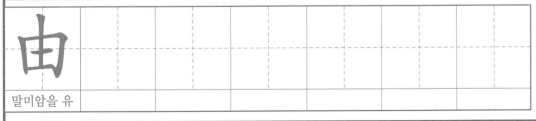

由	
말미암을 유	

有 있을 유 月(달 월) 총 6획	有感(유감) 有能(유능) 有力(유력) 有利(유리) 有名(유명) 有意(유의) 有權者(유권자) 有段者(유단자) 有夫女(유부녀) 有事時(유사시) 有口無言(유구무언) 有料道路(유료도로) 有名無實(유명무실) 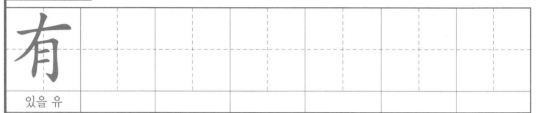

有							
있을 유							

油 기름 유 水(물 수) 총 8획	油性(유성) 油田(유전) 油井(유정) 油脂(유지) 油畵(유화) 油壓器(유압기) 油槽船(유조선) 油槽車(유조차) 油類波動(유류파동) 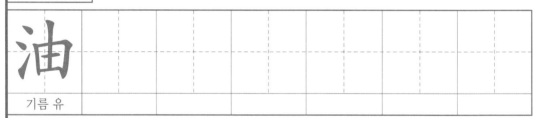

油							
기름 유							

育 기를 육 肉(고기 육) 총 8획	育苗(육묘) 育林(육림) 育成(육성) 育兒(육아) 育種(육종) 育林業(육림업) 育英事業(육영사업) 育 育 育 育 育 育 育 育

育							
기를 육							

| 銀
은 은
金(쇠 금) 총 14획 | 銀幕(은막) 銀髮(은발) 銀粉(은분) 銀賞(은상) 銀魚(은어) 銀行(은행)
銀粧刀(은장도) 銀河水(은하수) 銀行長(은행장)
市中銀行(시중은행)
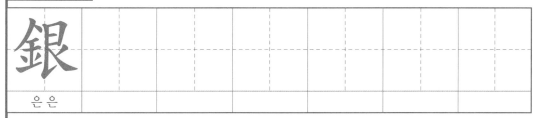 |

| 銀
은 은 | | | | | | | | |

| 音
소리 음
音(소리 음) 총 9획 | 音階(음계) 音讀(음독) 音色(음색) 音速(음속) 音樂(음악) 音響(음향)
輕音樂(경음악)
音聲多重(음성다중) 音聲信號(음성신호)
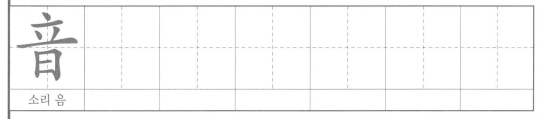 |

| 音
소리 음 | | | | | | | | |

| 飮
마실 음
食(밥 식) 총 13획 | 飮毒(음독) 飮福(음복) 飮食(음식) 飮酒(음주)
飮食店(음식점)
飮毒自殺(음독자살)
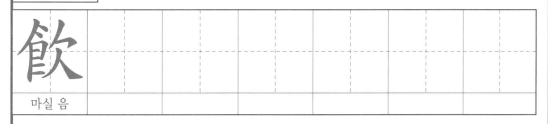 |

| 飮
마실 음 | | | | | | | | |

	邑內(읍내) 邑面(읍면) 邑民(읍민) 邑長(읍장) 市邑面(시읍면)
고을 읍 邑(고을 읍) 총 7획	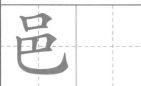
고을 읍	

衣	衣冠(의관) 衣類(의류) 衣服(의복) 衣裳(의상) 衣食住(의식주) 好衣好食(호의호식)
옷 의 衣(옷 의) 총 6획	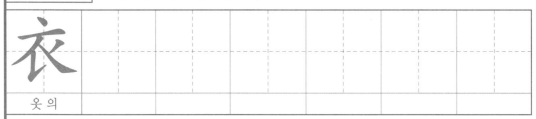
衣	
옷 의	

意	意見(의견) 意圖(의도) 意外(의외) 意義(의의) 意中(의중) 意志(의지) 意識的(의식적) 意氣銷沈(의기소침) 意氣投合(의기투합) 意思表示(의사표시)
뜻 의 心(마음 심) 총 13획	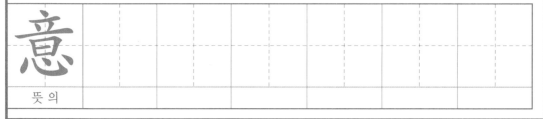
意	
뜻 의	

醫	醫務(의무) 醫師(의사) 醫書(의서) 醫藥(의약) 醫院(의원)
	醫療界(의료계) 醫藥品(의약품)
	醫科大學(의과대학) 醫藥分業(의약분업) 醫學博士(의학박사)
의원 의	
酉(닭 유) 총 18획	醫醫醫醫醫醫醫醫醫醫醫醫醫醫醫醫醫醫

醫						
의원 의						

二	二重(이중)
	二等兵(이등병) 二輪車(이륜차) 二毛作(이모작) 二重唱(이중창)
	二律背反(이율배반) 二重生活(이중생활) 二八靑春(이팔청춘)
두 이	
二(두 이) 총 2획	二 二

二						
두 이						

人	人間(인간) 人工(인공) 人口(인구) 人氣(인기) 人道(인도) 人力(인력)
	人間事(인간사) 人工林(인공림) 人文學(인문학) 人情味(인정미)
	人間工學(인간공학) 人山人海(인산인해) 人身攻擊(인신공격)
사람 인	
人(사람 인) 총 2획	人 人

人						
사람 인						

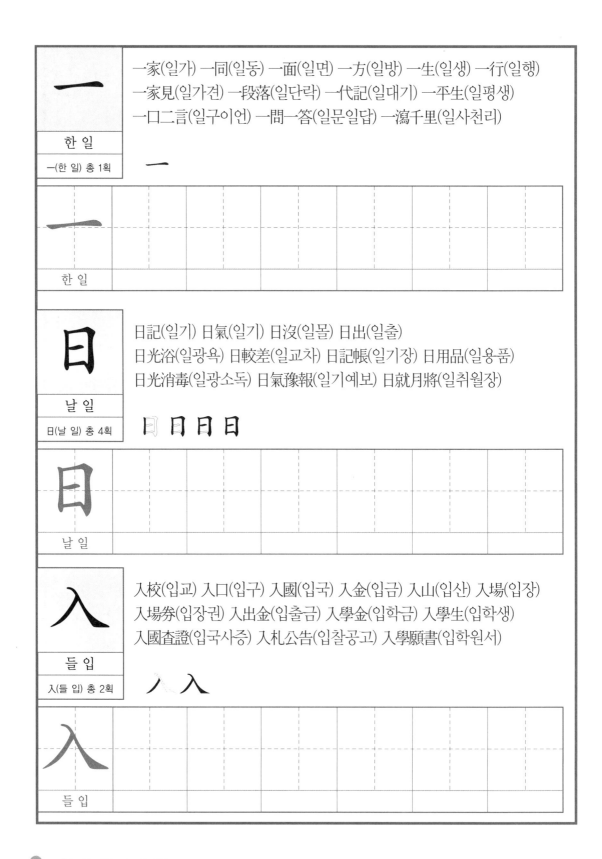

一	一家(일가) 一同(일동) 一面(일면) 一方(일방) 一生(일생) 一行(일행)
	一家見(일가견) 一段落(일단락) 一代記(일대기) 一平生(일평생)
	一口二言(일구이언) 一問一答(일문일답) 一瀉千里(일사천리)
한 일	
一(한 일) 총 1획	一

| 一 | |
| 한 일 | |

日	日記(일기) 日氣(일기) 日沒(일몰) 日出(일출)
	日光浴(일광욕) 日較差(일교차) 日記帳(일기장) 日用品(일용품)
	日光消毒(일광소독) 日氣豫報(일기예보) 日就月將(일취월장)
날 일	
日(날 일) 총 4획	日 日 日 日

| 日 | |
| 날 일 | |

入	入校(입교) 入口(입구) 入國(입국) 入金(입금) 入山(입산) 入場(입장)
	入場券(입장권) 入出金(입출금) 入學金(입학금) 入學生(입학생)
	入國査證(입국사증) 入札公告(입찰공고) 入學願書(입학원서)
들 입	
入(들 입) 총 2획	入 入

| 入 | |
| 들 입 | |

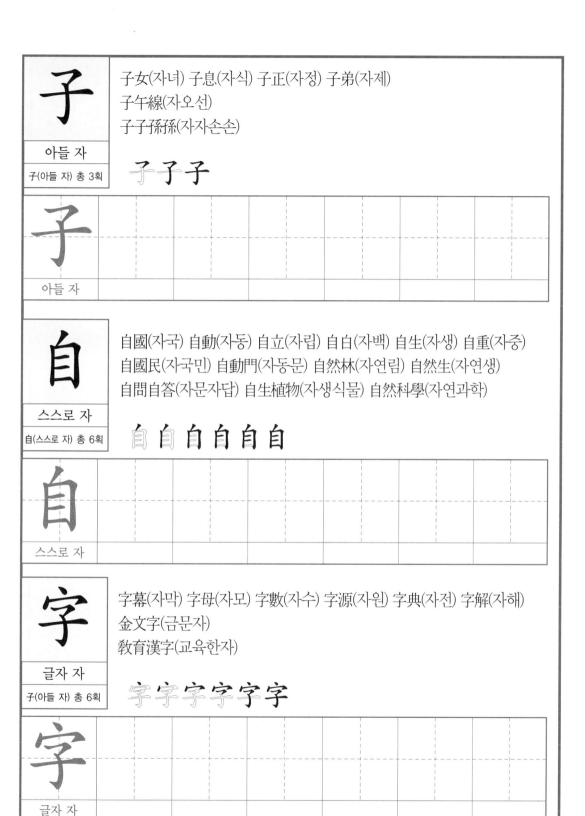

子	子女(자녀) 子息(자식) 子正(자정) 子弟(자제)
	子午線(자오선)
	子子孫孫(자자손손)
아들 자	
子(아들 자) 총 3획	子 子 子

| 子 | |
| **아들 자** | |

自	自國(자국) 自動(자동) 自立(자립) 自白(자백) 自生(자생) 自重(자중)
	自國民(자국민) 自動門(자동문) 自然林(자연림) 自然生(자연생)
	自問自答(자문자답) 自生植物(자생식물) 自然科學(자연과학)
스스로 자	
自(스스로 자) 총 6획	自 自 自 自 自 自

| 自 | |
| **스스로 자** | |

字	字幕(자막) 字母(자모) 字數(자수) 字源(자원) 字典(자전) 字解(자해)
	金文字(금문자)
	教育漢字(교육한자)
글자 자	
子(아들 자) 총 6획	字 字 字 字 字 字

| 字 | |
| **글자 자** | |

者	强者(강자) 老弱者(노약자) 弱者先手(약자선수)
사람 자	
老(늙을 로) 총 9획	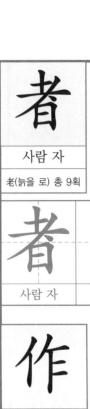 者者者者者者者者者

者	
사람 자	

作	作家(작가) 作曲(작곡) 作動(작동) 作名(작명) 作成(작성) 作用(작용) 作爲的(작위적) 作心三日(작심삼일)
지을 작	
人(사람 인) 총 7획	作作作作作作作

作	
지을 작	

昨	昨今(작금) 昨年(작년) 昨日(작일) 再昨年(재작년)
어제 작	
日(날 일) 총 9획	昨昨昨昨昨昨昨昨昨

昨	
어제 작	

	長考(장고) 長男(장남) 長女(장녀) 長老(장로) 長文(장문) 長身(장신) 長廣舌(장광설) 長蛇陳(장사진) 長時間(장시간) 長恨夢(장한몽) 長生不死(장생불사) 長幼有序(장유유서)
길 장	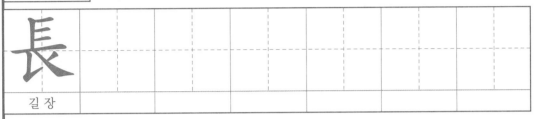
長(길 장) 총 8획	

| 長
길 장 | |||||||

| 章
글 장 | 圖章(도장)
奎章閣(규장각)
建國勳章(건국훈장) |
| 立(설 립) 총 11획 | |

章章章章章章章章章章章

| 章
글 장 | |||||||

| 場
마당 장 | 場面(장면) 場所(장소) 場外(장외)
場內外(장내외) 場打令(장타령)
場外去來(장외거래) |
| 土(흙 토) 총 12획 | 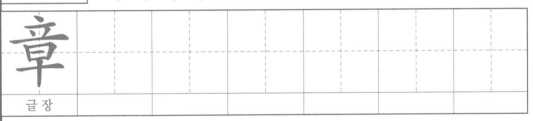 |

| 場
마당 장 | |||||||

才氣(재기) 才能(재능) 才童(재동) 才弄(재롱) 才色(재색) 才致(재치)
多才多能(다재다능)

재주 재

手(손 수) 총 3획

才 才 才

才

재주 재

在京(재경) 在來(재래) 在民(재민) 在野(재야) 在外(재외) 在學(재학)
在所者(재소자)
人命在天(인명재천)

있을 재

土(흙 토) 총 6획

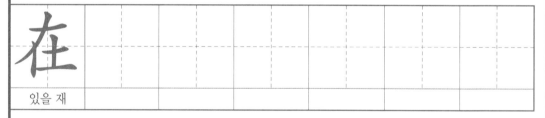

在

있을 재

全景(전경) 全校(전교) 全國(전국) 全軍(전군) 全部(전부) 全員(전원)
全面戰(전면전) 全盛期(전성기) 全世界(전세계) 全天候(전천후)
全心全力(전심전력) 全人敎育(전인교육) 全知全能(전지전능)

온전할 전

入(들 입) 총 6획

全

온전할 전

前	前方(전방) 前生(전생) 前任(전임) 前職(전직) 前後(전후)
	前夜祭(전야제) 前照燈(전조등) 前哨戰(전초전) 前後方(전후방)
앞 전	前代未聞(전대미문) 前無後無(전무후무) 前後左右(전후좌우)
刀(칼 도) 총 9획	

| 앞 전 | |

電	電工(전공) 電氣(전기) 電力(전력) 電子(전자) 電車(전차) 電話(전화)
	電氣工(전기공) 電氣學(전기학) 電動車(전동차) 電話機(전화기)
번개 전	電光石火(전광석화) 電氣工學(전기공학) 電子娛樂(전자오락)
雨(비 우) 총 13획	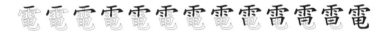

| 번개 전 | |

戰	戰功(전공) 戰果(전과) 戰力(전력) 戰線(전선) 戰術(전술) 戰爭(전쟁)
	戰利品(전리품) 戰傷者(전상자) 戰鬪機(전투기) 戰爆機(전폭기)
싸울 전	戰時體制(전시체제) 戰戰兢兢(전전긍긍) 戰鬪警察(전투경찰)
戈(창 과) 총 16획	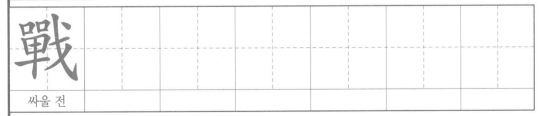

| 戰 | |
| 싸울 전 | |

正	正道(정도) 正面(정면) 正門(정문) 正午(정오) 正月(정월) 正字(정자) 正敎會(정교회) 正規軍(정규군) 正當化(정당화) 正反對(정반대) 正當防衛(정당방위) 正面攻擊(정면공격) 正正堂堂(정정당당)
바를 정 止(그칠 지) 총 5획	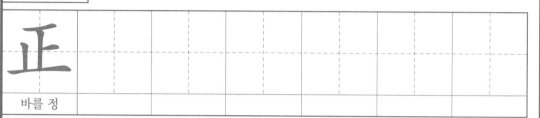

正	
바를 정	

定	定價(정가) 定刻(정각) 定道(정도) 定理(정리) 定石(정석) 定着(정착) 定員制(정원제) 定足數(정족수) 定着村(정착촌) 定置網(정치망) 定期國會(정기국회) 定期預金(정기예금) 定期總會(정기총회)
정할 정 宀(갓머리) 총 8획	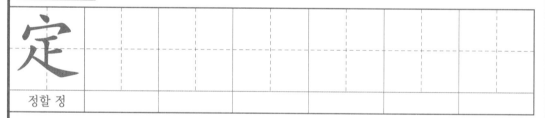

定	
정할 정	

庭	庭球(정구) 庭園(정원) 家庭的(가정적) 家庭敎育(가정교육)
뜰 정 广(엄 호) 총 10획	庭庭庭庭庭庭庭庭庭庭

庭	
뜰 정	

아우 제

弓(활 궁) 총 7획

弟嫂(제수) 弟氏(제씨) 弟子(제자)

兄弟間(형제간)

父母兄弟(부모형제)

弟弟弟弟弟弟弟

아우 제

차례 제

竹(대 죽) 총 11획

第一(제일) 第次(제차)

第三國(제삼국) 第三者(제삼자) 第一線(제일선)

第三世界(제삼세계) 第三勢力(제삼세력)

第第第第第第第第第第第

차례 제

題

제목 제

頁(머리 혈) 총 18획

題名(제명) 題目(제목) 題詩(제시) 題言(제언) 題字(제자) 題號(제호)

小題目(소제목)

題題題題題題題題題題題題題題題題題題

제목 제

祖	祖國(조국) 祖母(조모) 祖父(조부) 祖上(조상)
	祖父母(조부모)

조상 조

示(보일 시) 총 10획

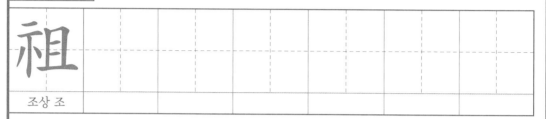

祖								

조상 조

朝	朝刊(조간) 朝禮(조례) 朝服(조복) 朝鮮(조선) 朝野(조야) 朝會(조회)
	朝令暮改(조령모개) 朝聞夕死(조문석사) 朝三暮四(조삼모사)

아침 조

月(달 월) 총 12획

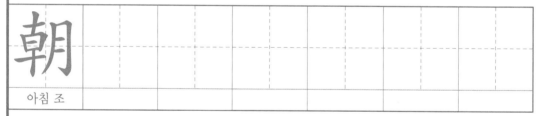

朝							

아침 조

足	足跡(족적)
	手不足(수부족)
	鳥足之血(조족지혈)

발 족

足(발 족) 총 7획

足 足 足 足 足 足 足

足								

발 족

族	族閥(족벌) 族譜(족보) 族屬(족속) 族長(족장)
	大家族(대가족)
	家族計劃(가족계획)
겨레 족	
方(모 방) 총 11획	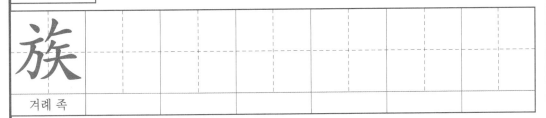

族	
겨레 족	

左	左傾(좌경) 左相(좌상) 左腕(좌완) 左右(좌우) 左遷(좌천)
	左右間(좌우간) 左右翼(좌우익) 左翼手(좌익수) 左中間(좌중간)
	左之右之(좌지우지) 左衝右突(좌충우돌) 左側通行(좌측통행)
왼 좌	
工(장인 공) 총 5획	左 左 左 左 左

左	
왼 좌	

主	主動(주동) 主力(주력) 主文(주문) 主犯(주범) 主食(주식) 主人(주인)
	主權者(주권자) 主導權(주도권) 主人公(주인공) 主特技(주특기)
	主客顚倒(주객전도) 主祈禱文(주기도문) 主日禮拜(주일예배)
주인 주	
丶(점 주) 총 5획	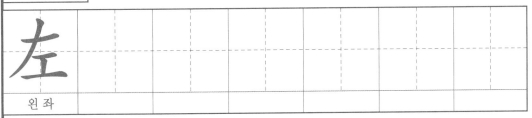

主	
주인 주	

住	住居(주거) 住民(주민) 住所(주소) 住持(주지)
살 주	住宅難(주택난)
人(사람 인) 총 7획	住民登錄(주민등록) 住所不定(주소부정) 住宅團地(주택단지)

住住住住住住住

住	
살 주	

注	注目(주목) 注文(주문) 注射(주사) 注意(주의) 注入(주입)
물댈 주	注油所(주유소) 注入式(주입식)
水(물 수) 총 8획	注文生産(주문생산)

注注注注注注注注

注	
물댈 주	

晝	晝間(주간) 晝食(주식) 晝夜(주야)
낮 주	晝耕夜讀(주경야독) 晝夜長川(주야장천)
日(날 일) 총 11획	

晝晝晝晝晝晝晝晝晝晝晝

晝	
낮 주	

中	中間(중간) 中國(중국) 中道(중도) 中立(중립) 中食(중식) 中心(중심) 中高生(중고생) 中古品(중고품) 中立國(중립국) 中學校(중학교) 中間路線(중간노선) 中繼放送(중계방송) 中小企業(중소기업)
가운데 중 |(뚫을 곤) 총 4획	中 中 中 中

中	
가운데 중	

重	重大(중대) 重力(중력) 重罰(중벌) 重病(중병) 重點(중점) 重態(중태) 重工業(중공업) 重金屬(중금속) 重大事(중대사) 重千金(중천금) 重農主義(중농주의) 重言復言(중언부언)
무거울 중 里(마을 리) 총 9획	重 重 重 重 重 重 重 重 重

重	
무거울 중	

地	地圖(지도) 地面(지면) 地名(지명) 地方(지방) 地上(지상) 地下(지하) 地方色(지방색) 地上軍(지상군) 地下道(지하도) 地下水(지하수) 地上觀測(지상관측) 地上天國(지상천국) 地位高下(지위고하)
땅 지 土(흙 토) 총 6획	地 地 地 地 地 地

地	
땅 지	

紙 종이 지 糸(실 사) 총 10획	紙匣(지갑) 紙面(지면) 紙墨(지묵) 紙錢(지전) 紙質(지질) 紙幣(지폐) 紙物鋪(지물포) 紙雨傘(지우산) 紙粘土(지점토) 紙筆硯墨(지필연묵) 紙 紙 紙 紙 紙 紙 紙 紙 紙 紙

紙 종이 지	

直 곧을 직 目(눈 목) 총 8획	直角(직각) 直感(직감) 直面(직면) 直線(직선) 直前(직전) 直後(직후) 直去來(직거래) 直選制(직선제) 直輸入(직수입) 直輸出(직수출) 直系尊屬(직계존속) 直四角形(직사각형) 直接選擧(직접선거) 直 直 直 直 直 直 直 直

直 곧을 직	

集 모을 집 隹(새 추) 총 12획	集結(집결) 集計(집계) 集約(집약) 集中(집중) 集合(집합) 集會(집회) 集大成(집대성) 集散地(집산지) 集荷場(집하장) 集賢殿(집현전) 集團農場(집단농장) 集中攻擊(집중공격) 集 集 集 集 集 集 集 集 集 集 集 集

集 모을 집	

車	車庫(차고) 車內(차내) 車道(차도) 車線(차선) 車主(차주) 車便(차편)
	車幅燈(차폭등)
수레 차	途中下車(도중하차)
車(수레 거) 총 7획	車車車車車車車

車							
수레 차							

窓	窓口(창구) 窓門(창문) 窓戶(창호)
	琉璃窓(유리창)
창문 창	
穴(구멍 혈) 총 11획	窓窓窓窓窓窓窓窓窓窓窓

窓							
창문 창							

川	川邊(천변)
	山川魚(산천어)
내 천	名山大川(명산대천)
巛(개미허리) 총 3획	川川川

川							
내 천							

千古(천고) 千年(천년) 千里(천리)
千字文(천자문) 千萬番(천만번)
千萬多幸(천만다행) 千辛萬苦(천신만고) 千差萬別(천차만별)

일천 천

十(열 십) 총 3획

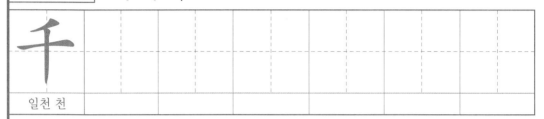

千

일천 천

天國(천국) 天氣(천기) 天生(천생) 天心(천심) 天地(천지) 天下(천하)
天道敎(천도교) 天文學(천문학) 天然林(천연림) 天然物(천연물)
天上天下(천상천하) 天下一色(천하일색)

하늘 천

大(큰 대) 총 4획

天

하늘 천

靑果(청과) 靑旗(청기) 靑年(청년) 靑色(청색) 靑春(청춘) 靑雲(청운)
靑年會(청년회) 靑銅器(청동기) 靑白色(청백색) 靑少年(청소년)
靑丘永言(청구영언) 靑山流水(청산유수) 靑天霹靂(청천벽력)

푸를 청

靑(푸를 청) 총 8획

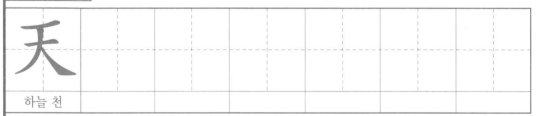

靑

푸를 청

清	清潔(청결) 淸溪(청계) 淸明(청명) 淸貧(청빈) 淸算(청산) 淸朝(청조) 淸凉劑(청량제) 淸白吏(청백리) 淸掃車(청소차) 淸心丸(청심환) 淸淨栽培(청정재배) 淸風明月(청풍명월)
맑을 청 水(물 수) 총 11획	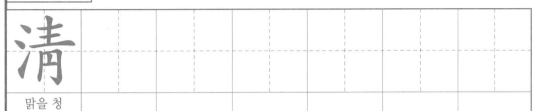

清	
맑을 청	

體	體格(체격) 體級(체급) 體力(체력) 體面(체면) 體育(체육) 體重(체중) 體育會(체육회) 體感溫度(체감온도) 體質改善(체질개선)
몸 체 骨(뼈 골) 총 23획	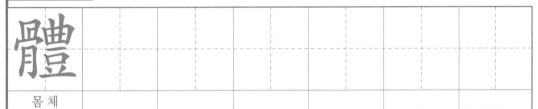

體	
몸 체	

草	草家(초가) 草幕(초막) 草木(초목) 草食(초식) 草野(초야) 草地(초지) 草笠童(초립동) 草家三間(초가삼간) 草綠同色(초록동색) 草食動物(초식동물)
풀 초 艸(풀 초) 총 10획	草草草草草草草草草草

草	
풀 초	

寸	寸刻(촌각) 寸劇(촌극) 寸數(촌수) 寸陰(촌음) 寸志(촌지) 寸評(촌평)
	外三寸(외삼촌)
	寸鐵殺人(촌철살인)
마디 촌	寸寸寸
寸(마디 촌) 총 3획	

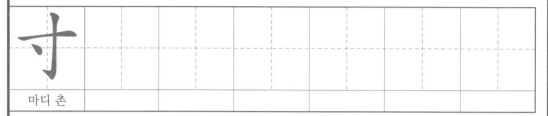

寸	
마디 촌	

村	村落(촌락) 村老(촌로) 村長(촌장)
	定着村(정착촌)
마을 촌	村村村村村村村
木(나무 목) 총 7획	

村	
마을 촌	

秋	秋季(추계) 秋穀(추곡) 秋霜(추상) 秋夕(추석) 秋收(추수) 秋毫(추호)
	秋史體(추사체)
	秋風落葉(추풍낙엽) 秋享大祭(추향대제)
가을 추	秋秋秋秋秋秋秋秋秋
禾(벼 화) 총 9획	

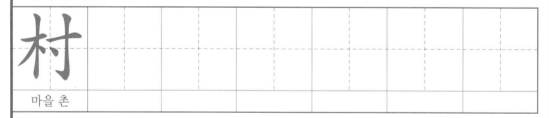

秋	
가을 추	

春季(춘계) 春困(춘곤) 春夢(춘몽) 春秋(춘추) 春風(춘풍)
春窮期(춘궁기) 春府丈(춘부장) 春三月(춘삼월) 春秋服(춘추복)
春秋戰國(춘추전국) 春秋筆法(춘추필법) 春夏秋冬(춘하추동)

봄 춘
日(날 일) 총 9획

春春春春春春春春春

봄 춘

出家(출가) 出金(출금) 出動(출동) 出力(출력) 出生(출생) 出世(출세)
出發線(출발선) 出生地(출생지) 出入口(출입구) 出入金(출입금)
出嫁外人(출가외인) 出生申告(출생신고) 出血競爭(출혈경쟁)

날 출
凵(위터진입 구) 총 5획

出出出出出

날 출

親家(친가) 親交(친교) 親舊(친구) 親近(친근) 親分(친분) 親族(친족)
親父母(친부모) 親兄弟(친형제) 親和力(친화력)
一家親戚(일가친척)

친할 친
見(볼 견) 총 16획

親親親親親親親親親親親親親親親親

친할 친

七	七寶(칠보) 七夕(칠석) 七旬(칠순) 七月(칠월) 七面鳥(칠면조) 七分搗(칠분도) 七去之惡(칠거지악) 七顚八起(칠전팔기) 七縱七擒(칠종칠금)
일곱 칠 一(한 일) 총 2획	七 七

七	
일곱 칠	

太	太古(태고) 太空(태공) 太半(태반) 太祖(태조) 太初(태초) 太后(태후) 太極旗(태극기) 太不足(태부족) 太平洋(태평양) 太陽電池(태양전지) 太平聖代(태평성대)
클 태 大(큰 대) 총 4획	太 大 大 太

太	
클 태	

土	土工(토공) 土臺(토대) 土石(토석) 土俗(토속) 土地(토지) 土鐘(토종) 土産品(토산품) 土着化(토착화) 土木工事(토목공사) 土亭秘訣(토정비결) 土地改革(토지개혁)
흙 토 土(흙 토) 총 3획	土 土 土

土	
흙 토	

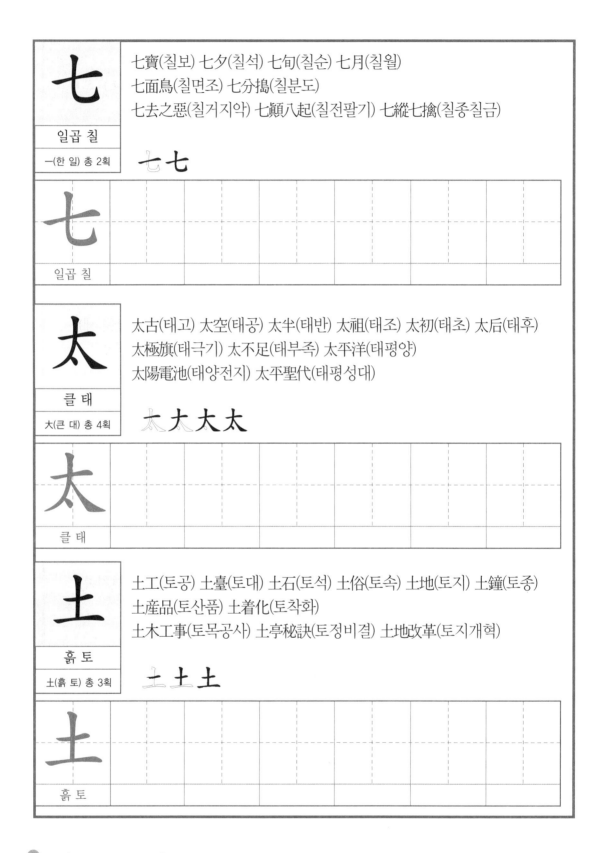

	通告(통고) 通過(통과) 通路(통로) 通算(통산) 通風(통풍) 通學(통학)
	通事情(통사정) 通姓名(통성명) 通知表(통지표) 通風口(통풍구)
통할 통	通商協定(통상협정) 通信衛星(통신위성) 通貨改革(통화개혁)
⻌(책받침) 총 11획	通 通 通 甬 甬 甬 甬 通 通 通 通

통할 통	

	特級(특급) 特命(특명) 特別(특별) 特色(특색) 特有(특유) 特出(특출)
	特攻隊(특공대) 特別市(특별시) 特定人(특정인) 特派員(특파원)
특별할 특	特用作物(특용작물) 特種記事(특종기사) 特惠關稅(특혜관세)
牛(소 우) 총 10획	特 特 特 特 特 特 特 特 特 特

특별할 특	

八	八景(팔경) 八穀(팔곡) 八卦(팔괘) 八旬(팔순) 八字(팔자)
	八角亭(팔각정) 八等身(팔등신) 八面體(팔면체)
여덟 팔	八道江山(팔도강산) 八方美人(팔방미인) 八字打令(팔자타령)
八(여덟 팔) 총 2획	八 八

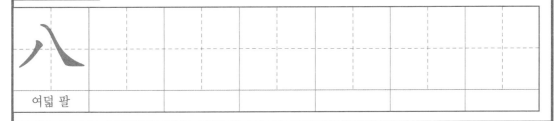

八	
여덟 팔	

便 편할 편 人(사람 인) 총 9획	便覽(편람) 便利(편리) 便法(편법) 便乘(편승) 便安(편안) 便紙(편지) 便紙紙(편지지) 郵便番號(우편번호) 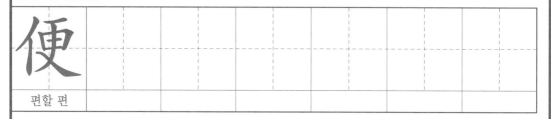
便 편할 편	

平 평평할 평 干(방패 간) 총 5획	平年(평년) 平面(평면) 平民(평민) 平生(평생) 平日(평일) 平地(평지) 平年作(평년작) 平常時(평상시) 平準化(평준화) 平行線(평행선) 平價切上(평가절상) 平地風波(평지풍파) 平生敎育(평생교육) 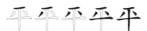
平 평평할 평	

表 겉 표 衣(옷 의) 총 8획	表決(표결) 表明(표명) 表示(표시) 表紙(표지) 表出(표출) 表現(표현) 表記法(표기법) 表面化(표면화) 表裏不同(표리부동) 表面張力(표면장력) 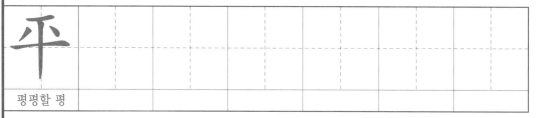
表 겉 표	

風

바람 풍

風(바람 풍) 총 9획

風力(풍력) 風聞(풍문) 風物(풍물) 風速(풍속) 風樂(풍악) 風車(풍차)
風俗圖(풍속도) 風水害(풍수해) 風雲兒(풍운아) 風土病(풍토병)
風水地理(풍수지리) 風前燈火(풍전등화) 風化作用(풍화작용)

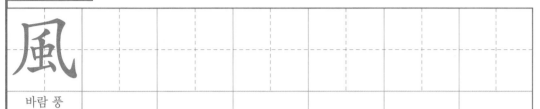

風

바람 풍

下

아래 하

一(한 일) 총 3획

下女(하녀) 下命(하명) 下山(하산) 下手(하수) 下午(하오) 下人(하인)
下級生(하급생) 下半身(하반신) 下水道(하수도) 下手人(하수인)
下等動物(하등동물) 下石上臺(하석상대) 下厚上薄(하후상박)

下 下 下

下

아래 하

夏

여름 하

夂(천천히 걸을 쇠) 총 10획

夏季(하계) 夏穀(하곡) 夏期(하기) 夏服(하복) 夏節(하절) 夏至(하지)
夏節期(하절기)
夏爐冬扇(하로동선)

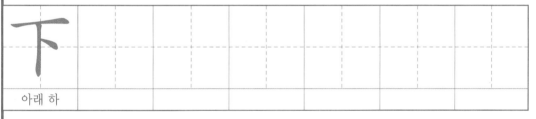

夏

여름 하

배울 학

子(아들 자) 총 16획

學校(학교) 學年(학년) 學力(학력) 學問(학문) 學生(학생) 學長(학장)
學校長(학교장) 學父母(학부모) 學父兄(학부형) 學用品(학용품)
學力考査(학력고사)

學學學學學學學學學學學學學學學學

배울 학

한수 한

水(물 수) 총 14획

漢江(한강) 漢文(한문) 漢詩(한시) 漢陽(한양) 漢字(한자)
漢字語(한자어) 漢學者(한학자)
漢江投石(한강투석)

漢漢漢漢漢漢漢漢漢漢漢漢漢漢

한수 한

나라 한

韋(다룸가죽 위) 총17획

韓國(한국) 韓方(한방) 韓食(한식) 韓人(한인) 韓族(한족) 韓紙(한지)
韓國語(한국어) 韓國人(한국인) 韓民族(한민족) 韓人會(한인회)
大韓民國(대한민국)

韓韓韓韓韓韓韓韓韓韓韓韓韓韓韓韓

나라 한

합할 합

口(입 구) 총 6획

合計(합계) 合金(합금) 合同(합동) 合心(합심) 合意(합의) 合作(합작)
合理化(합리화) 合法的(합법적) 合併症(합병증) 合唱團(합창단)
合成洗劑(합성세제) 合成樹脂(합성수지)

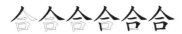

합할 합

바다 해

水(물 수) 총 10획

海軍(해군) 海女(해녀) 海面(해면) 海物(해물) 海上(해상) 海外(해외)
海棠花(해당화) 海兵隊(해병대) 海産物(해산물) 海水面(해수면)
海軍基地(해군기지) 海洋牧場(해양목장) 海外投資(해외투자)

海海海海海海海海海海

바다 해

다닐 행

行(다닐 행) 총 6획

行軍(행군) 行樂(행락) 行路(행로) 行事(행사) 行色(행색) 行人(행인)
行動派(행동파) 行先地(행선지) 行政府(행정부)
行動擧止(행동거지) 行方不明(행방불명) 行政區域(행정구역)

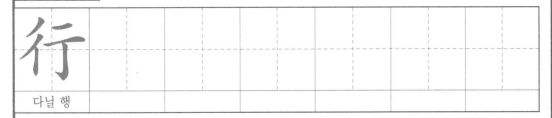

다닐 행

幸

다행 행

干(방패 간) 총 8획

幸運(행운)
幸運兒(행운아)
千萬多幸(천만다행)

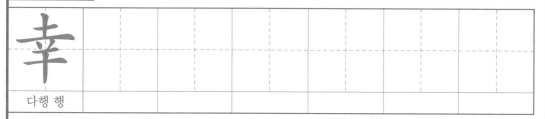

幸

다행 행

向

향할 향

口(입 구) 총 6획

向發(향발) 向方(향방) 向背(향배) 向上(향상) 向後(향후)
向學熱(향학열)

向

향할 향

現

나타날 현

玉(구슬 옥) 총 11획

現金(현금) 現物(현물) 現像(현상) 現在(현재) 現存(현존) 現品(현품)
現金價(현금가) 現代化(현대화) 現時點(현시점) 現住所(현주소)
現代文學(현대문학) 現實打開(현실타개) 現地踏査(현지답사)

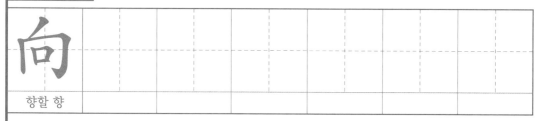

現

나타날 현

兄 맏 형 儿(어진사람 인) 총 5획	兄夫(형부) 兄嫂(형수) 兄弟間(형제간) 兄弟姉妹(형제자매) 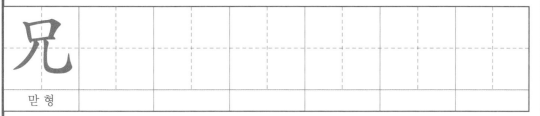
兄 맏 형	
形 모양 형 彡(터럭 삼) 총 7획	形成(형성) 形式(형식) 形言(형언) 形體(형체) 形便(형편) 形式論(형식론) 形容詞(형용사) 形形色色(형형색색) 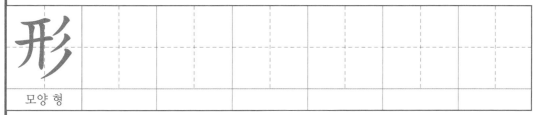
形 모양 형	
號 부르짖을 호 虎(범 호) 총 13획	號令(호령) 號俸(호봉) 號數(호수) 號外(호외) 靑信號(청신호) 危險信號(위험신호) 號號號號號號號號號號號號號
號 부르짖을 호	

	火氣(화기) 火力(화력) 火爐(화로) 火木(화목) 火山(화산) 火車(화차)
불 화	火山帶(화산대) 火繩銃(화승총) 火藥庫(화약고) 火焰瓶(화염병)
火(불 화) 총 4획	火力電氣(화력전기) 火災保險(화재보험)

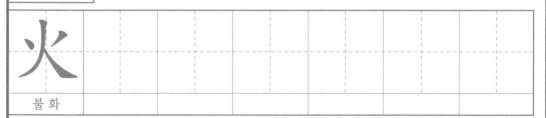

| 火 | | | | | | | |
| 불 화 | | | | | | | |

花	花壇(화단) 花盆(화분) 花園(화원) 花草(화초) 花鬪(화투) 花環(화환)
	花崗巖(화강암) 花郎徒(화랑도) 花紋席(화문석)
꽃 화	花無十日紅(화무십일홍)
艸(풀 초) 총 8획	

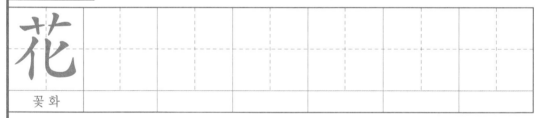

| 花 | | | | | | | |
| 꽃 화 | | | | | | | |

和	和答(화답) 和色(화색) 和音(화음) 和親(화친) 和平(화평) 和合(화합)
	共和國(공화국)
화할 화	和氣靄靄(화기애애)
口(입 구) 총 8획	和和和和和和和和

| 和 | | | | | | | |
| 화할 화 | | | | | | | |

話 **말씀 화** 言(말씀 언) 총 13획	話法(화법) 話術(화술) 話題(화제) 送話機(송화기) 公衆電話(공중전화) 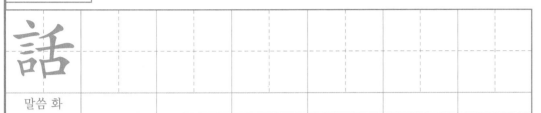

話 말씀 화						

畫 **그림 화** 田(밭 전) 총 12획	畫家(화가) 畫廊(화랑) 畫面(화면) 畫伯(화백) 畫室(화실) 畫風(화풍) 畫宣紙(화선지) 畫龍點睛(화룡점정) 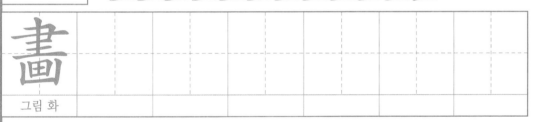

畫 그림 화						

活 **살 활** 水(물 수) 총 9획	活氣(활기) 活動(활동) 活力(활력) 活路(활로) 活用(활용) 活字(활자) 活動家(활동가) 活動力(활동력) 活性化(활성화) 活火山(활화산) 生活下水(생활하수) 活活活活活活活活活

活 살 활						

黃	黃狗(황구) 黃菊(황국) 黃金(황금) 黃紗(황사) 黃牛(황우) 黃昏(황혼) 黃褐色(황갈색) 黃金佛(황금불) 黃金萬能(황금만능) 黃金分割(황금분할) 黃色人種(황색인종)
누를 황	
黃(누를 황) 총 12획	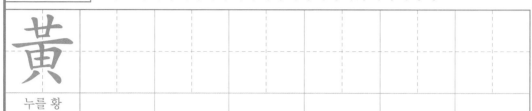

黃	
누를 황	

會	會見(회견) 會館(회관) 會同(회동) 會社(회사) 會食(회식) 會話(회화) 會計學(회계학) 會社員(회사원) 會心作(회심작) 會員國(회원국) 會計年度(회계연도)
모일 회	
日(가로 왈) 총 13획	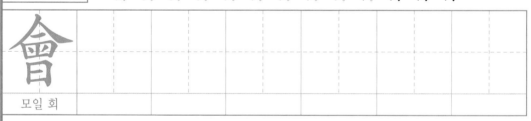

會	
모일 회	

孝	孝女(효녀) 孝道(효도) 孝婦(효부) 孝心(효심) 孝子(효자) 孝行(효행) 孝子門(효자문) 孝子德之本(효자덕지본)
효도 효	
子(아들 자) 총 7획	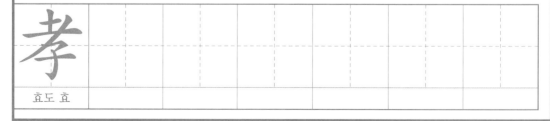

孝	
효도 효	

後	後記(후기) 後面(후면) 後門(후문) 後方(후방) 後世(후세) 後食(후식)
뒤 후	後見人(후견인) 後半期(후반기) 後半戰(후반전) 後三國(후삼국)
彳(두인 변) 총 9획	後來三杯(후래삼배) 後輪驅動(후륜구동) 後悔莫及(후회막급)

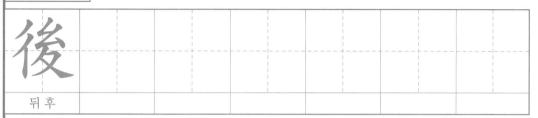

後									
뒤 후									

訓	訓放(훈방) 訓手(훈수) 訓示(훈시) 訓育(훈육) 訓長(훈장) 訓話(훈화)
가르칠 훈	訓練兵(훈련병) 訓練院(훈련원)
言(말씀 언) 총 10획	訓戒放免(훈계방면) 訓蒙字會(훈몽자회) 訓民正音(훈민정음)

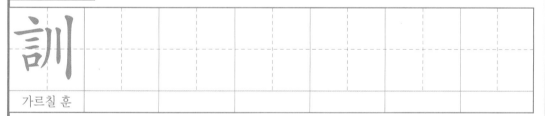

訓									
가르칠 훈									

休	休暇(휴가) 休刊(휴간) 休校(휴교) 休日(휴일) 休紙(휴지) 休學(휴학)
쉴 휴	休養地(휴양지) 休戰線(휴전선) 休紙桶(휴지통) 休火山(휴화산)
人(사람 인) 총 6획	開店休業(개점휴업)

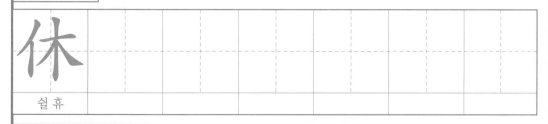

休									
쉴 휴									

3장

사자성어
四字成語

사자성어 (四字成語)

家內工業	가내공업	家庭教育	가정교육
단순한 기술과 기구를 써서 집 안에서 하는 소규모 생산 공업.		가정에서 집안 어른들의 일상생활을 통해 자녀가 받는 영향과 교화.	

各人各色	각인각색	各自圖生	각자도생
각 사람이 모두 다름.		제각기 살길을 도모함.	

高等動物	고등동물	高速道路	고속도로
복잡한 체제를 갖추고 소화·순환·호흡 비뇨·생식·신경·운동 등의 기관을 가진 동물.		자동차가 고속으로 달릴 수 있도록 넓고 평탄하게 만든 자동차 전용 도로.	

公明正大	공명정대	空山明月	공산명월
사사로움이 없이 공정하고 떳떳함.		사람 없는 빈 산에 외로이 비치는 밝은 달.	

公有水面	공유수면	交通信號	교통신호
국가 또는 공공 단체의 소유로 공공의 이익에 제공되는 수면.		교차로나 횡단보도 · 건널목 등에서 신호를 나타내는 표시.	

九死一生	구사일생	國民年金	국민연금
죽을 고비를 여러 차례 겪고 겨우 살아남.		사회 보장 제도의 일환으로 정부가 국민 연금법에 따라 주는 연금.	

南男北女	남남북녀	男女老少	남녀노소
우리 나라에서, 남쪽 지방은 남자가 잘나고, 북쪽 지방은 여자가 아름답다는 말.		남자와 여자와 늙은이와 젊은이. 곧, 모든 사람.	

男女有別	남녀유별	男中一色	남중일색
유교 사상에서, 남녀의 사이에는 분별이 있어야 함을 이르는 말.		남자의 얼굴이 썩 뛰어나게 잘 생김.	

사자성어 (四字成語)

綠水靑山	녹수청산	代代孫孫	대대손손
푸를 물과 푸른 산.		대대로 이어 내려오는 자손.	

大明天地	대명천지	大韓民國	대한민국
아주 밝은 세상.		우리 나라의 국호.	

同苦同樂	동고동락	東問西答	동문서답
같이 고생하고 같이 즐김.		묻는 말에 당치도 않은 대답을 함.	

同生共死	동생공사	東西古今	동서고금
서로 생사를 같이함.		동양과 서양, 옛날과 지금을 통틀어 이르는 말.	

東西南北	동서남북	同姓同本	동성동본
동쪽 · 서쪽 · 남쪽 · 북쪽 곧, 사방.		성도 같고 본관도 같음.	

同時多發	동시다발	萬里長城	만리장성
연이어 일이 발생함.		중국 북쪽에 있는 긴성. 진의 시황제가 흉노의 침입을 막기 위하여 크게 증축하였음.	

名山大川	명산대천	門前成市	문전성시
이름난 산과 큰 내.		권세가나 부자가 되어 집 앞이 방문객으로 시장을 이루다시피 함.	

百年大計	백년대계	百萬大軍	백만대군
먼 앞날을 내다보고 세우는 원대한 계획.		아주 많은 병사로 조직된 군대를 이르는 말.	

사자성어(四字成語)

百萬長者	백만장자	白面書生	백면서생
재산이 썩 많은 사람.		글만 읽고 세상일에 경험이 없는 사람.	

百發百中	백발백중	白衣民族	백의민족
총·활 등이 겨눈 곳에 꼭꼭 맞음.		'한국 민족'의 일컬음.	

百戰百勝	백전백승	別有天地	별유천지
싸우는 족족 모조리 이김.		지구 밖의 다른 상상의 세상.	

父母兄弟	부모형제	父子有親	부자유친
아버지·어머니·형·아우라는 뜻으로, 가족을 이르는 말.		오륜의 하나. 아버지와 아들 사이의 道(도)는 친애에 있음.	

不老長生	불로장생	不立文字	불립문자
늙지 않고 오래 삶.		불도의 깨달음은 문자나 말로써 전하는 것이 아니라 마음에서 마음으로 전한다는 뜻.	

不遠千里	불원천리	四面春風	사면춘풍
천리를 멀다 여기지 않음.		누구에게나 좋게 대함.	

四方八方	사방팔방	四海兄弟	사해형제
모든 방면. 여러 면.		온 천하 사람이 다 형제와 같다는 뜻으로 친밀히 이르는 말.	

山戰水戰	산전수전	山川草木	산천초목
세상살이를 하면서 온갖 일을 다 경험함을 비유한 말.		산천과 초목. 곧, 자연.	

사자성어 (四字成語)

三三五五	삼삼오오	三十六計	삼십육계
서넛이나 대여섯 사람 씩 떼를 지어 다니거나 무슨 일을 하는 모양.		서른여섯 가지의 계략. 많은 계교.	

上下左右	상하좌우	生年月日	생년월일
위 · 아래 · 왼쪽 · 오른쪽을 이르는 말로, 모든 방향을 이르는 말.		태어난 해와 달과 날.	

生老病死	생로병사	生死苦樂	생사고락
인생이 겪는 네 가지 고통. 곧, 나고 늙고 병들고 죽는 일.		삶과 죽음, 괴로움과 즐거움을 통틀어 이르는 말.	

世上萬事	세상만사	時間問題	시간문제
세상에서 일어나는 온갖 일.		오래지 않아 곧 풀릴 문제.	

十中八九	십중팔구	安心立命	안심입명
열 가운데 여덟이나 아홉이 됨. 거의 다 됨을 가리키는 말.		몸을 천명에 맡기고 생사 이해에 당면하여 태연함.	

愛國愛族	애국애족	野生動物	야생동물
나라와 민족을 아낌.		야생하는 동물.	

年中行事	연중행사	樂山樂水	요산요수
해마다 일정한 시기를 정해 놓고 하는 행사.		산과 물을 좋아함. 곧, 자연을 즐기고 좋아함.	

月下老人	월하노인	二八青春	이팔청춘
부부의 인연을 맺어 준다는 전설상의 노인.		16세 무렵의 젊은이.	

사자성어 (四字成語)

人命在天	인명재천	人事不省	인사불성
사람의 목숨은 하늘에 달려 있다는 뜻으로, 목숨이 길고 짧은 것은 사람의 힘으로 어쩔 수 없음을 이르는 말.		정신을 잃어 의식이 없음.	

人山人海	인산인해	人海戰術	인해전술
사람이 헤아릴 수 없이 많이 모인 상태.		많은 사람을 투입하여 일을 성취하려는 수법.	

一口二言	일구이언	一問一答	일문일답
한 입으로 두 말을 함. 곧, 말을 이랬다저랬다 함을 이름.		한 번 묻는 데 대해 한 번 대답함.	

一心同體	일심동체	一長一短	일장일단
한마음 한 몸. 곧, 서로 굳게 결합함.		장점도 있고 단점도 있음.	

一朝一夕	일조일석	自問自答	자문자답
하루 아침 · 하루 저녁처럼 짧은 시일.		자기가 묻고 자기가 답함.	

自生植物	자생식물	子孫萬代	자손만대
산이나 들 또는 강이나 바다에 저절로 나는 식물.		오래도록 내려오는 여러 대.	

自手成家	자수성가	自由自在	자유자재
물려받은 재산이 없는 사람이 자기 힘만으로 한 산림을 이룩하고 재산을 모음.		어떤 범위 내에서 구속 · 제한됨이 없이 자기 마음대로 할 수 있음.	

作心三日	작심삼일	長生不死	장생불사
결심이 사흘을 가지 못함.		오래 살아 죽지 않음.	

사자성어(四字成語)

電光石火	전광석화	全心全力	전심전력
극히 짧은 시간.		온 마음과 온 힘.	

晝夜長川	주야장천	地上天國	지상천국
밤낮으로 쉬지 않고 잇따라서.		이 세상에서 이룩되는 다시없이 자유롭고 풍족하며 행복한 사회.	

千萬多幸	천만다행	天下第一	천하제일
매우 다행함.		세상에서 견줄 만한 것이 없음.	

靑天白日	청천백일	淸風明月	청풍명월
맑게 갠 대낮.		맑은 바람과 밝은 달.	

草綠同色	초록동색	草食動物	초식동물
이름은 다르나 따지고 보면 한 가지 것이라는 말.		풀을 주식물로 하는 포유동물.	

春夏秋冬	춘하추동	特別活動	특별활동
봄 · 여름 · 가을 · 겨울의 네 철.		학교 교육 과정에서 교과 학습 이외의 특별 교육 활동.	

特用作物	특용작물	八道江山	팔도강산
식용 이외의 특수 용도에 쓰이는 농작물.		우리 나라 전체의 강산.	

八方美人	팔방미인	下等動物	하등동물
어느 모로 보나 아름다운 여인.		진화의 정도가 낮아서 몸의 구조가 단순한 원시적 동물.	

사자성어 (四字成語)

行方不明	행방불명	形形色色	형형색색
간 곳이 분명하지 않음.		모양과 빛깔 따위가 서로 다른 여러 가지.	

訓民正音	훈민정음
1443년에 세종대왕이 창제한 우리 나라 글자를 이르는 말.	

반대자 익히기

各(각각 각)	⇔ 合(합할 합)	江(강 강)	⇔ 山(메 산)
强(굳셀 강)	⇔ 弱(약할 약)	苦(괴로울 고)	⇔ 樂(즐거울 락)
古(옛 고)	⇔ 新(새 신)	空(빌 공)	⇔ 在(있을 재)
教(가르칠 교)	⇔ 學(배울 학)	近(가까울 근)	⇔ 遠(멀 원)
男(사내 남)	⇔ 女(계집 녀)	南(남녘 남)	⇔ 北(북녘 북)
內(안 내)	⇔ 外(바깥 외)	多(많을 다)	⇔ 少(적을 소)
短(짧을 단)	⇔ 長(길 장)	答(대답 답)	⇔ 問(물을 문)
大(큰 대)	⇔ 小(작을 소)	冬(겨울 동)	⇔ 夏(여름 하)
東(동녘 동)	⇔ 西(서녘 서)	勞(일할 로)	⇔ 使(부릴 사)
母(어미 모)	⇔ 父(아비 부)	不(아니 불)	⇔ 正(바를 정)
死(죽을 사)	⇔ 生(날 생)	上(위 상)	⇔ 下(아래 하)
夕(저녁 석)	⇔ 朝(아침 조)	先(먼저 선)	⇔ 後(뒤 후)
消(사라질 소)	⇔ 現(나타날 현)	水(물 수)	⇔ 火(불 화)
手(손 수)	⇔ 足(발 족)	夜(밤 야)	⇔ 午(낮 오)
右(오른쪽 우)	⇔ 左(왼 좌)	入(들 입)	⇔ 出(날 출)
弟(아우 제)	⇔ 兄(맏 형)	天(하늘 천)	⇔ 地(땅 지)
秋(가을 추)	⇔ 春(봄 춘)		

家(집 가)	室(집 실)	界(경계 계)	區(구역 구)
計(셈할 계)	算(셈할 산)	共(함께 공)	同(한가지 동)
光(빛 광)	色(빛 색)	敎(가르칠 교)	訓(가르칠 훈)
根(뿌리 근)	本(근본 본)	道(길 도)	路(길 로)
文(글월 문)	章(글 장)	別(나눌 별)	分(나눌 분)
服(옷 복)	衣(옷 의)	社(모일 사)	會(모일 회)
算(셈할 산)	數(셈할 수)	生(날 생)	活(살 활)
書(글 서)	文(글월 문)	先(먼저 선)	前(앞 전)
速(빠를 속)	急(급할 급)	身(몸 신)	體(몸 체)
言(말씀 언)	話(말씀 화)	午(낮 오)	晝(낮 주)
有(있을 유)	在(있을 재)	正(바를 정)	直(곧을 직)
土(흙 토)	地(땅 지)	海(바다 해)	洋(바다 양)
畵(그림 화)	圖(그림 도)		

4장
예상문제
풀어보기

다음 漢字語(한자어)의 讀音(독음)을 쓰세요. (1~33)

1. 集會(　　　)　　2. 孝道(　　　)　　3. 勝利(　　　)

4. 場所(　　　)　　5. 室內(　　　)　　6. 面會(　　　)

7. 現在(　　　)　　8. 祖上(　　　)　　9. 海上(　　　)

10. 特色(　　　)　　11. 休紙(　　　)　　12. 陽地(　　　)

13. 電話(　　　)　　14. 信者(　　　)　　15. 洋藥(　　　)

16. 別食(　　　)　　17. 地球(　　　)　　18. 禮物(　　　)

19. 感電(　　　)　　20. 體育(　　　)　　21. 圖表(　　　)

22. 名畵(　　　)　　23. 音讀(　　　)　　24. 開花(　　　)

25. 直線(　　　)　　26. 民意(　　　)　　27. 形便(　　　)

28. 數萬(　　　)　　29. 利用(　　　)　　30. 共通(　　　)

31. 放學(　　　)　　32. 光速(　　　)　　33. 業主(　　　)

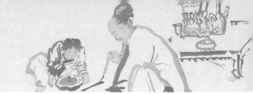

다음 漢字(한자)의 訓(훈)과 音(음)을 쓰세요. (34~55)

34. 短(   )   35. 强(   )   36. 樹(   )

37. 溫(   )   38. 昨(   )   39. 通(   )

40. 幸(   )   41. 感(   )   42. 郡(   )

43. 讀(   )   44. 綠(   )   45. 聞(   )

46. 病(   )   47. 線(   )   48. 陽(   )

49. 醫(   )   50. 者(   )   51. 窓(   )

52. 特(   )   53. 畫(   )   54. 高(   )

55. 急(   )

다음 밑줄 친 漢字語(한자어)를 漢字(한자)로 쓰세요. (56~75)

56. 늙은 부모님을 모시고 함께 살 수 있었답니다.
   (   )

57. 선비는 외출을 하기 위하여 그 바지를 입으려고 하였습니다
   (   )

58. 광천 지방의 토굴 새우젓은 그 맛이 좋기로 유명합니다.
( )

59. 철호는 교문 앞에서 영희를 보았습니다.
( )

60. 아이들과 늘 함께 생활하며 존경을 받기 때문입니다.
( )

61. 방법은 지방마다 조금씩 다릅니다.
( )

62. 네가 있으니까 집안에 생기가 도는구나.
( )

63. 사람들은 아기가 장차 큰 인물이 될 것이라고 말하였습니다.
( )

64. 아이들의 웅성거리는 소리로 교실이 시끄러웠습니다.
( )

65. 컴퓨터를 켜고 전자 백과사전을 열어 보았습니다.
( )

66. 그 날부터 원식이는 선생님과 함께 농사일을 도왔습니다.
( )

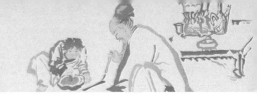

67. 이 세상에서 가장 아름다운 <u>동물</u> 한 마리를 만들었습니다.
    (   )

68. 대회 <u>장소</u>는 마을 회관입니다.
    (   )

69. 자기 딸들이 <u>세상</u>에서 가장 효성스럽다고 생각하였습니다.
    (   )

70. 어린이들은 자연 속에서 <u>공부</u>하고 뛰어 놀아야 합니다.
    (   )

71. 이제 일을 안 해도 <u>평생</u> 부자로 살겠다.
    (   )

72. 날마다 음식을 가져다 드리던 한 <u>소년</u>이 있었습니다.
    (   )

73. 마침내 아름다운 <u>오색</u> 꽃이 함빡 피어났습니다.
    (   )

74. 간신히 <u>중간</u>쯤 건넜을 때였습니다.
    (   )

75. 당번이라 <u>학교</u>에 일찍 가야 한다고 어제 말씀드렸잖아요?
    (   )

다음 漢字(한자)의 反對(반대) 또는 相對字(상대자)를 골라 번호를 쓰세요. (76~77)

76. 手 : 1. 兄 2. 足 3. 午 4. 外 ( )

77. 天 : 1. 多 2. 近 3. 南 4. 地 ( )

다음 ( )에 들어갈 漢字(한자)를 例(예)에서 찾아 그 번호를 쓰세요. (78~80)

例(예) 1. 祖 2. 作 3. 男 4. 九 5. 右 6. 道

78. 八(   )江山 79. (   )心三日 80. 十中八(   )

다음 물음에 답하세요. (81~83)

81.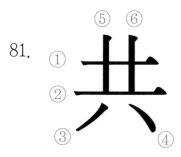

쓰는 순서가 맞는 것을 아래에서 골라 번호를 쓰세요. (   )

1. ①⑤⑥②③④   2. ①②⑤⑥③④
3. ⑤⑥①②③④   4. ②①⑤⑥③④

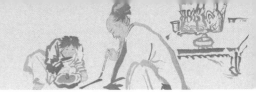

82.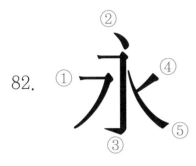

쓰는 순서가 맞는 것을 아래에서 골라 번호를 쓰세요. (　　)

1. ① ② ③ ④ ⑤ 　　　　2. ② ③ ① ④ ⑤
3. ③ ① ⑤ ④ ② 　　　　4. ② ③ ① ⑤ ④

83.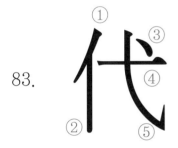

쓰는 순서가 맞는 것을 아래에서 골라 번호를 쓰세요. (　　)

1. ① ② ③ ④ ⑤ 　　　　2. ② ① ⑤ ④ ③
3. ① ② ④ ③ ⑤ 　　　　4. ① ② ④ ⑤ ③

다음 漢字(한자)와 뜻이 비슷한 漢字(한자)를 골라 그 번호를 쓰세요.(84~85)

84. 正 : 1. 土　2. 生　3. 本　4. 直 （　　）

85. 海 : 1. 書　2. 洋　3. 室　4. 同 （　　）

다음 소리는 같으나 뜻이 다른 漢字(한자)를 골라 그 번호를 쓰세요.(86~87)

86. 家 : 1. 明 2. 度 3. 歌 4. 和 (   )

87. 電 : 1. 戰 2. 急 3. 現 4. 明 (   )

다음 뜻을 가진 단어를 쓰세요. (88~90)

例(예) 아들과 손자 : (자손)

88. 가는 곳 : (   )

89. 지금 살고 있는 곳 : (   )

90. 학년이 낮은 학생 : (   )

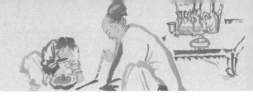

다음 漢字語(한자어)의 讀音(독음)을 쓰세요. (1~33)

1. 孝子(   )   2. 理由(   )   3. 韓方(   )

4. 溫和(   )   5. 生命(   )   6. 地下(   )

7. 出現(   )   8. 里長(   )   9. 路面(   )

10. 休校(   )   11. 言語(   )   12. 計數(   )

13. 農樂(   )   14. 別表(   )   15. 現金(   )

16. 軍歌(   )   17. 道術(   )   18. 所有(   )

19. 登場(   )   20. 紙面(   )   21. 林野(   )

22. 事後(   )   23. 表石(   )   24. 體感(   )

25. 始發(   )   26. 書畫(   )   27. 學生(   )

28. 外食(   )   29. 社長(   )   30. 使者(   )

31. 醫藥(   )   32. 禮服(   )   33. 勝利(   )

다음 漢字(한자)의 訓(훈)과 音(음)을 쓰세요.(34~55)

34. 開(   )   35. 園(   )   36. 路(   )

37. 球(   )   38. 章(   )   39. 美(   )

40. 等(   )   41. 體(   )   42. 別(   )

43. 綠(   )   44. 黃(   )   45. 雪(   )

46. 班(   )   47. 感(   )   48. 習(   )

49. 席(   )   50. 急(   )   51. 銀(   )

52. 勝(   )   53. 圖(   )   54. 朝(   )

55. 愛(   )

다음 漢字語(한자어)의 뜻을 우리말로 쓰세요. (53~54)

56. 그때, 한 소녀가 그 주변을 마구 뛰어다니기 시작하였어요.
   (   )

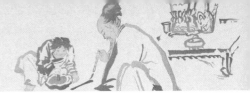

57. 날아온 야구공 때문에 즐겁던 내 인생은 달라지고 말았어.
　　(　　　　　)

58. 왜 여자와 남자로 편을 나누어야만 할까?
　　(　　　　　)

59. 마을 청년들은 행랑채를 뜯어 땔감으로 썼다.
　　(　　　　　)

60. 노인은 나무가 시키는 대로 하였습니다.
　　(　　　　　)

61. 이 연을 공중에 띄어 올리는 것을 연날리기라고 한다.
　　(　　　　　)

62. 송아지한테는 동해네 식구의 갖가지 꿈이 걸려 있습니다.
　　(　　　　　)

63. 큰입이는 제가 만든 별명이에요.
　　(　　　　　)

64. 새로운 생명을 태어나게 할 준비를 서두르는 것입니다.
　　(　　　　　)

65. 비닐 화분에 심은 화초입니다.
　　(　　　　　)

66. 우리 가족이 사는 한국에서 다시 일하게 되었단다.
( )

67. 소금을 전기 힘으로 분리하여 얻기도 한다.
( )

68. 눈물이 그렁그렁하게 괸 눈으로 인사하였습니다.
( )

69. 시작 종 소리가 울리자 선생님이 등장한다.
( )

70. 보도는 사람들만 다닐 수 있도록 만들어 놓은 안전한 길이다.
( )

71. 서울 정동에 있는 이화학당에 입학하였다.
( )

72. 불순물을 가라앉혀 식수 위생에 기여하였다.
( )

73. 만난 지도 벌써 강산이 한 번 변한다는 세월이 되었습니다.
( )

74. 천하대장군의 눈에 수상한 사람이 보였습니다.
( )

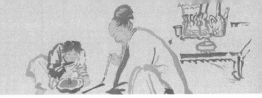

75. 위대한 독수리는 우리의 형제입니다.

(   )

다음 漢字(한자)의 反對(반대) 또는 相對字(상대자)를 골라 번호를 쓰세요. (76~77)

76. 內 : 1. 外 2. 兄 3. 生 4. 父 (   )

77. 入 : 1. 夕 2. 各 3. 出 4. 北 (   )

다음 ( )에 들어갈 漢字(한자)를 例(예)에서 찾아 그 번호를 쓰세요. (78~80)

例(예) 1. 國 2. 問 3. 死 4. 靑 5. 木 6. 草

78. 九(   )一生

79. 大韓民(   )

80. 山川(   )木

다음 물음에 답하세요. (81~83)

81.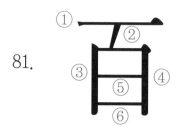

쓰는 순서가 맞는 것을 아래에서 골라 번호를 쓰세요. (　)
1. ① ③ ④ ⑤ ⑥ ②　　2. ① ② ③ ④ ⑤ ⑥
3. ① ② ③ ④ ⑥ ⑤　　4. ① ③ ④ ⑤ ⑥ ②

82.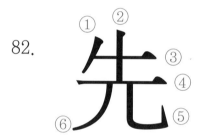

쓰는 순서가 맞는 것을 아래에서 골라 번호를 쓰세요. (　)
1. ① ② ③ ④ ⑤ ⑥　　2. ② ① ③ ④ ⑤ ⑥
3. ① ③ ② ④ ⑥ ⑤　　4. ③ ④ ① ② ⑤ ⑥

83.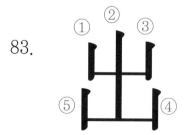

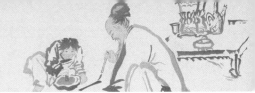

쓰는 순서가 맞는 것을 아래에서 골라 번호를 쓰세요. (　　)

1. ②①③⑤④　　　　2. ①③④⑤②

3. ④⑤①③②　　　　4. ②④⑤①③

다음 漢字(한자)와 뜻이 비슷한 漢字(한자)를 골라 그 번호를 쓰세요. (84~85)

84. 服 : 1. 在　2. 衣　3. 地　4. 生　(　　)

85. 先 : 1. 土　2. 文　3. 共　4. 前　(　　)

다음 소리는 같으나 뜻이 다른 漢字(한자)를 골라 그 번호를 쓰세요. (86~87)

86. 火 : 1. 主　2. 花　3. 字　4. 所　(　　)

87. 市 : 1. 時　2. 邑　3. 心　4. 百　(　　)

다음 뜻을 가진 단어를 쓰세요. (88~90)

88. 소유권을 가진 사람 : (　　　　)

89. 야구 경기를 하는 운동장 : (　　　　)

90. 현재 분화가 진행되고 있는 화산 : (　　　　)

다음 漢字語(한자어)의 讀音(독음)을 쓰세요. (1~32)

1. 線上(   )   2. 中心(   )   3. 不幸(   )

4. 平野(   )   5. 物主(   )   6. 人工(   )

7. 山行(   )   8. 半白(   )   9. 年老(   )

10. 國道(   )   11. 所有(   )   12. 出現(   )

13. 短命(   )   14. 高級(   )   15. 子女(   )

16. 室外(   )   17. 水力(   )   18. 生計(   )

19. 色紙(   )   20. 木花(   )   21. 草地(   )

22. 感動(   )   23. 地圖(   )   24. 族長(   )

25. 形式(   )   26. 長足(   )   27. 文章(   )

28. 醫術(   )   29. 美女(   )   30. 人道(   )

31. 合理(   )   32. 下山(   )

다음 漢字(한자)의 訓(훈)과 音(음)을 쓰세요. (33~62)

33. 苦(　　　　) 34. 代(　　　　) 35. 頭(　　　　　　)

36. 理(　　　　) 37. 明(　　　　) 38. 反(　　　　　　)

39. 省(　　　　) 40. 夜(　　　　) 41. 飮(　　　　　　)

42. 作(　　　　) 43. 淸(　　　　) 44. 風(　　　　　　)

45. 形(　　　　) 46. 科(　　　　) 47. 度(　　　　　　)

48. 禮(　　　　) 49. 番(　　　　) 50. 本(　　　　　　)

51. 消(　　　　) 52. 業(　　　　) 53. 意(　　　　　　)

54. 庭(　　　　) 55. 親(　　　　) 56. 表(　　　　　　)

57. 行(　　　　) 58. 角(　　　　) 59. 多(　　　　　　)

60. 目(　　　　) 61. 分(　　　　) 62. 死(　　　　　　)

다음 漢字(한자)의 反對者(반대자) 또는 相對者(상대자)를 찾아 번호를 쓰세요. (63~64)

63. 母 : 1. 父 2. 女 3. 小 4. 上 (　　)

64. 夕 : 1. 秋 2. 生 3. 朝 4. 出 (　　)

다음 (　)에 들어갈 漢字(한자)를 例(예)에서 찾아 그 번호를 쓰세요. (65~66)

例(예) 1. 長 2. 言 3. 靑 4. 發 5. 有

65. 百(　　)百中

66. 一口二(　　)

다음과 같은 뜻을 지닌 (　　) 속의 낱말을 漢字(한자)로 쓰세요. (67~ 68)

67. (시내) : 시의 구역 안. (　　　　　)

68. (하산) : 산에서 내려 옴. (　　　　　)

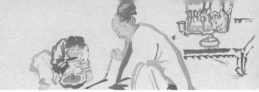

다음 訓(훈)과 音(음)을 가진 漢字(한자)를 쓰세요. (69~77)

69. 강 강   (   ) 70. 계집 녀 (   ) 71. 힘 력   (   )

72. 문 문   (   ) 73. 물 수   (   ) 74. 달 월   (   )

75. 아들 자 (   )   76. 하늘 천 (   ) 77. 아래 하 (   )

다음 물음에 답하세요. (78~80)

78.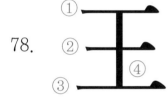

쓰는 순서가 맞는 것을 아래에서 골라 번호를 쓰세요. (   )

1. ①②④③   2. ①④②③
3. ①②③④   4. ④①②③

79.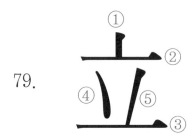

쓰는 순서가 맞는 것을 아래에서 골라 번호를 쓰세요. (　　)

1. ① ② ④ ⑤ ③　　　2. ① ② ③ ④ ⑤
3. ② ③ ④ ⑤ ①　　　4. ① ② ④ ⑤ ③

80.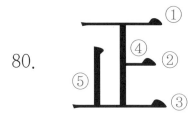

쓰는 순서가 맞는 것을 아래에서 골라 번호를 쓰세요. (　　)

1. ① ④ ③ ⑤ ②　　　2. ⑤ ③ ① ④ ②
3. ① ④ ② ⑤ ③　　　4. ① ③ ④ ② ⑤

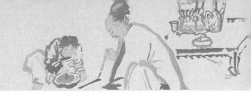
다음 漢字語(한자어)의 讀音(독음)을 쓰세요. (1~32)

1. 木石(　　　　)　2. 前後(　　　　)　3. 業主(　　　　)

4. 藥水(　　　　)　5. 野生(　　　　)　6. 有名(　　　　)

7. 農民(　　　　)　8. 明白(　　　　)　9. 現金(　　　　)

10. 意外(　　　　)　11. 平地(　　　　)　12. 海軍(　　　　)

13. 日出(　　　　)　14. 王國(　　　　)　15. 溫水(　　　　)

16. 孝道(　　　　)　17. 直感(　　　　)　18. 力道(　　　　)

19. 植物(　　　　)　20. 校門(　　　　)　21. 紙面(　　　　)

22. 人和(　　　　)　23. 草家(　　　　)　24. 家出(　　　　)

25. 面長(　　　　)　26. 所重(　　　　)　27. 文集(　　　　)

28. 大門(　　　　)　29. 風力(　　　　)　30. 祖國(　　　　)

31. 作別(　　　　)　32. 線路(　　　　)

다음 漢字(한자)의 訓(훈)과 音(음)을 쓰세요. (33~62)

33. 公(   ) 34. 訓(   ) 35. 才(   )

36. 對(   ) 37. 京(   ) 38. 族(   )

39. 童(   ) 40. 根(   ) 41. 合(   )

42. 米(   ) 43. 堂(   ) 44. 會(   )

45. 服(   ) 46. 例(   ) 47. 近(   )

48. 書(   ) 49. 發(   ) 50. 利(   )

51. 神(   ) 52. 使(   ) 53. 放(   )

54. 用(   ) 55. 始(   ) 56. 身(   )

57. 在(   ) 58. 言(   ) 59. 油(   )

60. 太(   ) 61. 弱(   ) 62. 定(   )

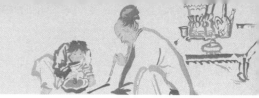

다음 漢字(한자)의 反對者(반대자) 또는 相對者(상대자)를 찾아 번호를 쓰세요. (63~64)

63. 水 : 1. 南 2. 火 3. 出 4. 大 (　　)

64. 前 : 1. 地 2. 內 3. 後 4. 先 (　　)

다음 (　)에 들어갈 漢字(한자)를 例(예)에서 찾아 그 번호를 쓰세요. (65~66)

例(예) 1. 老 2. 樂 3. 地 4. 北 5. 明

65. 男女(　　)少

66. 東西南(　　)

다음과 같은 뜻을 지닌 (　　) 속의 낱말을 漢字(한자)로 쓰세요. (67~ 68)

67. (월출) : 달이 떠오름. (　　　)

68. (인명) : 사람의 목숨. (　　　)

다음 訓(훈)과 音(음)을 가진 漢字(한자)를 쓰세요. (69~77)

69. 장인 공 (   ) 70. 설 립 (   ) 71. 나무 목 (   )

72. 해 년 (   ) 73. 안 내 (   ) 74. 저녁 석 (   )

75. 집 실 (   ) 76. 날 출 (   ) 77. 맏 형 (   )

다음 물음에 답하세요. (78~80)

78.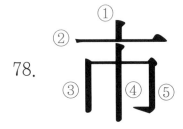

쓰는 순서가 맞는 것을 아래에서 골라 번호를 쓰세요. (   )

1. ① ② ③ ⑤ ④   2. ② ④ ⑤ ① ③
3. ① ② ⑤ ④ ③   4. ① ② ④ ⑤ ③

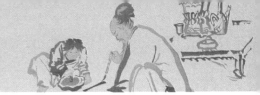

79.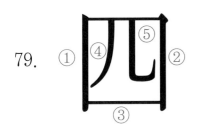

쓰는 순서가 맞는 것을 아래에서 골라 번호를 쓰세요. (　　)

1. ① ② ③ ④ ⑤
2. ② ④ ⑤ ① ③
3. ① ② ⑤ ④ ③
4. ① ② ④ ⑤ ③

80.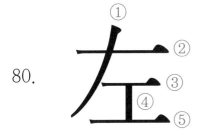

쓰는 순서가 맞는 것을 아래에서 골라 번호를 쓰세요. (　　)

1. ① ② ③ ④ ⑤
2. ① ② ③ ⑤ ④
3. ② ① ③ ④ ⑤
4. ② ① ③ ⑤ ④

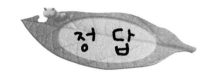

1회 6급 예상문제 (정답)

1. 집회   2. 효도   3. 승리   4. 장소   5. 실내   6. 면회

7. 현재   8. 조상   9. 해상   10. 특색   11. 휴지   12. 양지

13. 전화   14. 신자   15. 양약   16. 별식   17. 지구   18. 예물

19. 감전   20. 체육   21. 도표   22. 명화   23. 음독   24. 개화

25. 직선   26. 민의   27. 형편   28. 수만   29. 이용   30. 공통

31. 방학   32. 광속   33. 업주

34. 짧을 단   35. 굳셀 강   36. 나무 수   37. 따뜻할 온

38. 어제 작   39. 통할 통   40. 다행 행   41. 느낄 감

42. 고을 군   43. 읽을 독   44. 푸를 록   45. 들을 문

46. 병들 병   47. 줄 선   48. 볕 양   49. 의원 의

50. 사람 자   51. 창문 창   52. 특별할 특   53. 그림 화

54. 높을 고   55. 급할 급

56. 父母 57. 外出 58. 有名 59. 校門 60. 生活 61. 地方

62. 生氣 63. 人物 64. 教室 65. 電子 66. 農事 67. 動物

68. 場所 69. 世上 70. 工夫 71. 平生 72. 少年 73. 五色

74. 中間 75. 學校

76. (2) 77. (4) 78 (6) 79. (2) 80. (4)

81. (1) 82. (2) 83. (4) 84. (4) 85. (2) 86. (3) 87. (1)

88. 행선지 89. 현주소 90. 하급생

2회 6급 예상문제 (정답)

1. 효자   2. 이유   3. 한방   4. 온화   5. 생명   6. 지하

7. 출현   8. 이장   9. 노면   10. 휴교   11. 언어   12. 계수

13. 농악   14. 별표   15. 현금   16. 군가   17. 도술   18. 소유

19. 등장   20. 지면   21. 임야   22. 사후   23. 표석   24. 체감

25. 시발   26. 서화   27. 학생   28. 외식   29. 사장   30. 사자

31. 의약   32. 예복   33. 승리

34. 열 개   35. 동산 원   36. 길 로   37. 공 구

38. 글 장   39. 아름다울 미   40. 등급 급   41. 몸 체

42. 나눌 별   43. 푸를 록   44. 누를 황   45. 눈 설

46. 나눌 반   47. 느낄 감   48. 익힐 습   49. 자리 석

50. 급할 급   51. 은 은   52. 이길 승   53. 그림 도

54. 아침 조   55. 사랑 애

56. 少女 57. 人生 58. 男子 59. 靑年 60. 老人 61. 空中

62. 食口 63. 別名 64. 生命 65. 花草 66. 韓國 67. 電氣

68. 人事 69. 登場 70. 安全 71. 入學 72. 食水 73. 江山

74. 天下 75. 兄弟

76. (1) 77. (3) 78. (3) 79. (1) 80. (6)

81. (2) 82. (3) 83. (1) 84. (2) 85. (4) 86. (2) 87. (1)

88. 소유주 89. 야구장 90. 활화산

1회 6Ⅱ예상문제 (정답)

1. 선상   2. 중심   3. 불행   4. 평야   5. 물주   6. 인공

7. 산행   8. 반백   9. 연로   10. 국도   11. 소유   12. 출현

13. 단명   14. 고급   15. 자녀   16. 실외   17. 수력   18. 생계

19. 색지   20. 목화   21. 초지   22. 감동   23. 지도   24. 족장

25. 형식   26. 장족   27. 문장   28. 의술   29. 미녀   30. 인도

31. 합리   32. 하산

33. 괴로울 고   34. 대신할 대   35. 머리 두   36. 다스릴 리

37. 밝을 명   38. 되돌릴 반   39. 살필 성   40. 밤 야

41. 마실 음   42. 지을 작   43. 맑을 청   44. 바람 풍

45. 모양 형　　46. 과정 과　　47. 법도 도　　48. 예절 례

49. 차례 번　　50. 근본 본　　51. 사라질 소　52. 업 업

53. 뜻 의　　　54. 뜰 정　　　55. 친할 친　　56. 겉 표

57. 다닐 행　　58. 뿔 각　　　59. 많을 다　　60. 눈 목

61. 나눌 분　　62. 죽을 사

63. (1)　64. (3)　65. (4)　66. (2)　67. 市內　68. 下山

69. 江　70. 女　71. 力　72. 門　73. 水　74. 月　75. 子　76. 天　77. 下

78. (2) 79. (1) 80. (3)

2회 6Ⅱ예상문제 (정답)

1. 목석　2. 전후　　3. 업주　　4. 약수　　5. 야생　　6. 유명

7. 농민　8. 명백　　9. 현금　10. 의외　11.평지　　12. 해군

13. 일출 14. 왕국　15. 온수　16. 효도　17. 직감　18. 역도

19. 식물 20. 교문　21. 지면　22. 인화　23. 초가　24. 가출

25. 면장 26. 소중　27. 문집　28. 대문　29. 풍력　30. 조국

31. 작별 32. 선로

33. 공변될 공34. 가르칠 훈 35. 재주 재　　36. 대답할 대

37. 서울 경　38. 겨레 족　39. 아이 동　　40. 뿌리 근

41. 합할 합　42. 쌀 미　　43. 집 당　　　44. 모일 회

45. 옷 복　　46. 법식 례　47. 가까울 근 48. 글 서

49. 쏠 발　　50. 이로울 리 51. 귀신 신　　52. 부릴 사

53. 놓을 방 54. 쓸 용　　55. 처음 시　　56. 몸 신

57. 있을 재 58. 말씀 언　59. 기름 유　　60. 클 태

61. 약할 약　62. 정할 정

63. (2) 64. (3) 65. (1) 66. (4) 67. 月出 68. 人命

69. 工　70. 立　71. 木 72. 年 73. 內 74. 夕 75. 室 76. 出 77. 兄

78. (1) 79. (4) 80. (3)